社区卫生服务技术规范丛书

社区育龄期及更年期妇女健康管理

（试 用）

主　编　李　芬　于学文

编写人员　（按姓氏笔画排序）

于　英　王　斌　石　琦　吕淑兰
孙振霖　宋　莉　张欣文　张剑萍
张瑞娟　张蕴璟　赵更力　宫露霞
高成阁　盛　秋　韩素慧　熊　庆

北京大学医学出版社

图书在版编目（CIP）数据

社区育龄期及更年期妇女健康管理（试用）/李芬，于学文主编．
—北京：北京大学医学出版社，2008.3
（社区卫生服务技术规范丛书）
ISBN 978-7-81116-449-7

Ⅰ．社… Ⅱ．①李… ②于… Ⅲ．①女性-妇幼保健 ②女性-更年期-保健 Ⅳ．R173 R711.75

中国版本图书馆 CIP 数据核字（2008）第 002964 号

社区育龄期及更年期妇女健康管理（试用）

主　　编：	李　芬　于学文
出版发行：	北京大学医学出版社（电话：010-82802230）
地　　址：	(100083) 北京市海淀区学院路 38 号 北京大学医学部院内
网　　址：	http://www.pumpress.com.cn
E - mail：	booksale@bjmu.edu.cn
印　　刷：	北京瑞达方舟印务有限公司
经　　销：	新华书店
责任编辑：	邱　阳　　责任校对：杜　悦　　责任印制：郭桂兰
开　　本：	850mm×1168mm 1/32 印张：4.25 插页：2 字数：69 千字
版　　次：	2008 年 3 月第 1 版　2008 年 3 月第 1 次印刷
书　　号：	ISBN 978-7-81116-449-7
定　　价：	10.80 元

版权所有，违者必究
（凡属质量问题请与本社发行部联系退换）

序

党中央、国务院高度重视城市社区卫生工作，并将发展社区卫生服务作为深化城市医疗卫生体制改革和有效解决群众看病难、看病贵等问题的重要举措，作为构建新型城市卫生服务体系的基础。2006年2月，《国务院关于发展城市社区卫生服务的指导意见》（国发〔2006〕10号）（以下简称《指导意见》）提出，到2010年，全国地级以上城市和有条件的县级市要建立比较完善的社区卫生服务体系，社区卫生服务机构设置合理，服务功能健全，人员素质较高，运行机制科学，监督管理规范，居民可以在社区享受到疾病预防等公共卫生服务和一般常见病、多发病的基本医疗服务。《指导意见》还明确要求健全社区卫生服务技术操作规程和工作制度。

近年来，在各级政府和各有关部门的共同努力下，城市社区卫生工作取得了积极的进展。目前，全国已建成社区卫生服务中心5000多个、社区卫生服务站近18000个，从事社区卫生工作的卫生技术人员达26万人。社区卫生服务功能不断完善，服务水平不断提高，并因其便捷、经济的特点受到群众的普遍欢迎。研究制订符合我国国情的社区卫生服务技术规范，对于规范社区卫生服务机构及其医务人员的专业技术行为，提高服务能力，保证服务质量，为居民提供安全、有效、便捷、经济的公共卫生和基本医疗服务具有重要意义。

为贯彻落实《指导意见》，我司委托中国社区卫生协会组织相关领域专家，以科学、有效、可行为原则，开展社区卫生服务技术规范的研究制订工作。现在已经完成了第一批技术规范的研制工作，并在东、中、西部遴选了十个城市进行试用，期待在实践应用中加以修改和完善。

现将第一批社区卫生服务技术规范丛书（试用）出版发行，供各地在工作中使用。随着社区卫生服务的发展，其他相关技术规范也将陆续推出。希望各地加强社区卫生服务技术规范（试用）的推广应用，加强内涵建设，促进社区卫生服务事业的健康、可持续发展。

卫生部妇幼保健与社区卫生司
2008年1月4日

前 言

社区卫生服务是城市卫生工作的重要组成部分,是实现人人享有基本医疗卫生服务的基础环节。我国的社区卫生服务经过了十年的发展,随着相关政策的逐步落实,社区卫生服务网络逐步健全。截至2007年4月,全国已设置2万多家社区卫生服务机构,在落实公共卫生任务和开展常见病、多发病的防治方面发挥着越来越重要的作用。

受卫生部妇幼保健与社区卫生司委托,中国社区卫生协会组织有关方面专家,在总结国内外成功经验和研究成果的基础上,按照连续性、综合性、可及性、主动性等全科医学理念,开展了社区卫生服务技术规范的研究制订工作,希望通过3~5年的努力,健全社区卫生服务技术体系。目前已经开展了一系列社区卫生服务技术规范的研制工作,包括《社区卫生诊断技术手册》、《社区居民健康档案》、《社区0~36个月儿童健康管理》、《社区孕产妇健康管理》、《社区中老年人健康管理》、《社区高血压病例管理》、《社区2型糖尿病病例管理》、《社区结核病病例管理》等。每项技术规范均经过相关专家、卫生行政部门人员、社区卫生服务机构管理人员和全科医生、社区护士等多次论证，并在一些地方进行了试用，在此基础上作了进一步的修改和完善。

社区卫生服务技术规范（试用）具有以下特点：

1. 强调在医疗卫生服务过程中，全科医生和专科医生的任务各有侧重，职责不同。全科医生负责在社区进行疾病筛查、重点人群和患者的健康管理；专科医生负责疾病诊断、治疗方案制订以及疑难杂症和危急重症的诊治。全科医生和专科医生之间形成双向转诊的合作关系。

2. 对社区居民，强调预防为主，防止疾病危险因素的发生。对已有危险因素的居民，通过进行健康教育和行为干预，督促其改变不良生活行为。做好疾病筛查工作，及时转诊确诊，做到疾病的早发现、早诊断、早治疗。

3. 对社区现患病人，强调防治结合，提高疾病管理效力，降低管理成本。通过对患者在社区的一对一连续综合的个案管理，建立有效的随访制度，密切医患关系，提高治疗依从性，进而增强健康干预效果，提高疾病控制率，切实改善患者健康状况，同时也有利于控制医疗费用。

4. 强调科学性、有效性和可行性并重。

希望社区卫生服务技术规范的推广使用，有助于加快提高社区卫生服务人员的基本技术能力和服务能力，规范卫生技术人员的服务行为，提高社区卫生服务质量，切实让居民享受到安全、有效、便捷、经济的公共卫生服务和基本医疗服务。

本次研究制订社区卫生服务技术规范，为我国社区卫生发展中的首次尝试。受水平所限，书中难免有不足甚至错误之处，恳请各位同仁提出宝贵意见，以便我们再版时改正，并在研制其他技术规范时借鉴。

《社区卫生服务技术规范丛书（试用）》编委会
2008年1月4日

社区卫生服务技术规范丛书(试用)编委会

编委会主任 杨　青

编委会成员（按姓氏笔画排序）

于　欣	北京大学医学部精神卫生研究所
孔灵芝	卫生部疾病预防控制局
王　仲	北京协和医院
王　斌	卫生部妇幼保健与社区卫生司
王广发	北京大学第一医院
王临虹	中国疾病预防控制中心
王黎霞	中国疾病预防控制中心
刘利群	卫生部妇幼保健与社区卫生司
朱丽萍	同济大学附属第一妇婴保健院
许宗余	卫生部妇幼保健与社区卫生司
许樟荣	中国人民解放军第306医院
张伶俐	卫生部妇幼保健与社区卫生司
张德英	卫生部妇幼保健与社区卫生司
李　芬	西安交通大学医学院第一附属医院
李士雪	山东大学
李长明	中国社区卫生协会

李新华	卫生部妇幼保健与社区卫生司
杜雪平	北京月坛社区卫生服务中心
杨　哲	科技部社会发展司
杨文秀	天津市医学科技信息研究所
邵瑞太	世界卫生组织慢性非传染性疾病预防与控制部
陈旭利	卫生部科技教育司
陈博文	首都儿科研究所
周　巍	卫生部妇幼保健与社区卫生司
武阳丰	北京大学医学部
金生国	卫生部妇幼保健与社区卫生司
秦　耕	卫生部妇幼保健与社区卫生司
曹　彬	卫生部妇幼保健与社区卫生司
梁晓峰	中国疾病预防控制中心
曾学军	北京协和医院
董燕敏	天津市社区卫生协会
端木宏谨	中国防痨协会
滕红红	首都儿科研究所

目 录

流程图一 社区育龄期及更年期妇女首次参加健康管理流程图

流程图二 社区育龄期妇女健康管理流程图

流程图三 社区更年期妇女健康管理流程图

第一部分 社区育龄期及更年期妇女健康管理流程图及说明 …………………………… 1

 第一章 社区育龄期及更年期妇女首次参加健康管理 …………………………… 3

 第二章 社区育龄期妇女健康管理 …………… 11

 第三章 社区更年期妇女健康管理 …………… 16

第二部分 社区育龄期及更年期妇女健康管理适宜技术 ………………………………… 21

 第一章 社区育龄期及更年期妇女健康管理适宜技术 …………………………… 23

  第一节 乳腺检查的基本技能及处理方法 …… 23

  第二节 妇科检查的基本技能及常见疾病防治 ……… 30

第三节　社区妇女更年期生理变化导致的相关问题
　　　　　防治 …………………………………………… 45
第四节　常见疾病的康复指导 ……………………………… 57
第五节　育龄期妇女孕前指导 ……………………………… 61
第六节　计划生育指导 ……………………………………… 65
第七节　双向转诊 …………………………………………… 76

第二章　社区妇女健康指导 …………………………………… 78
第一节　月经期生理卫生指导 ……………………………… 78
第二节　乳房保健 …………………………………………… 79
第三节　社区更年期妇女保健指导 ………………………… 79

附件　相关记录表 ………………………………………………… 95
表1　个人一般情况表 ……………………………………… 95
表2　妇女健康管理年检表 ………………………………… 100
表3　妇女健康管理随访表 ………………………………… 113
量表1　改良式Kupperman自评量表 …………………… 115
量表2　抑郁自评量表（SDS） …………………………… 117
量表3　焦虑自评量表（SAS） …………………………… 119

参考文献 …………………………………………………………… 121

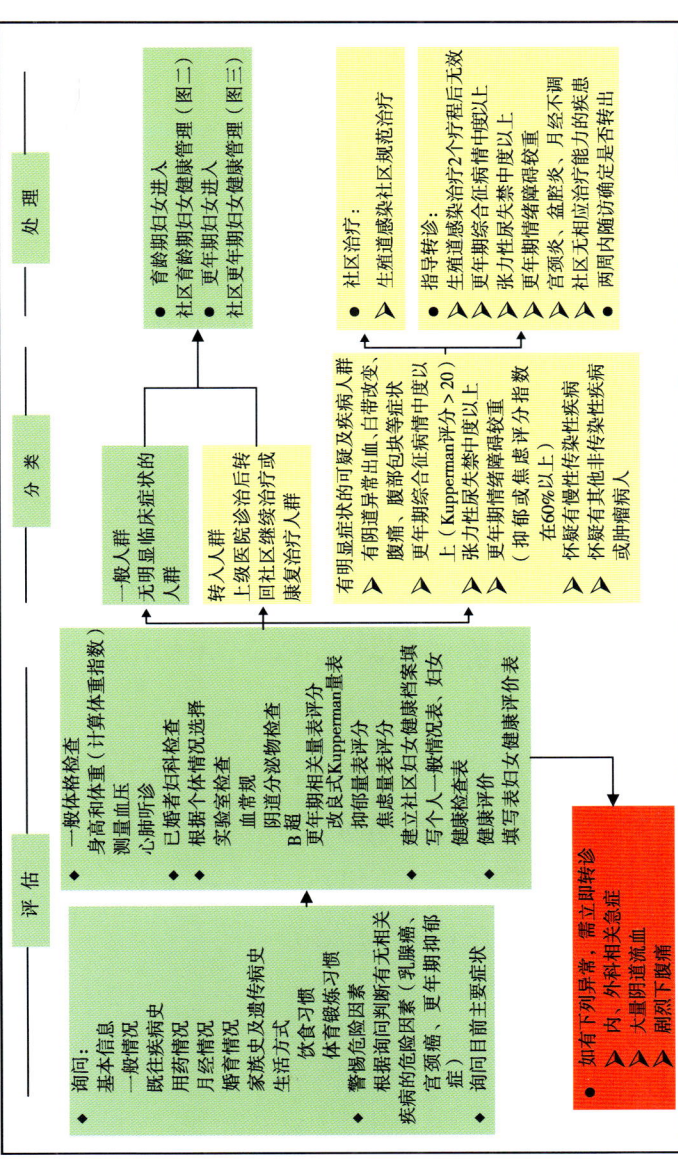

流程图一 社区育龄期及更年期妇女首次参加健康管理流程图

流程图二　社区育龄期妇女健康管理流程图

评　估

◆ 评估及分类依据：
  ➢ 询问情况
  ➢ 身体检查
  ➢ 社区妇女健康体检表和评价表，每年更新

分　类

- 无异常发现的一般人群
- 有危险因素人群，但暂无异常发现，有一些疾病相关的危险因素存在
- 转入人群上级医院确诊或治疗后，转入社区继续治疗或康复治疗

处　理

- 常规社区育龄期妇女健康管理
  ➢ 每年组织一次宫颈防癌普查，子宫全切术后可停止普查
  ➢ 每1~3年组织一次乳腺防癌检查
  ➢ 每月乳腺自检一次
  ➢ 每6~12个月组织一次健康讲座或交流，开展：乳房自检指导、育龄期妇女孕前保健指导、计划生育保健指导、健康咨询等
  ➢ 每年健康评估一次

- 参加常规社区育龄期人群筛查管理
- 有下列肿瘤危险人群（每6个月针对性检查一次）
  ➢ 一侧乳房患良性腺瘤，或上皮增生
  ➢ 活跃的乳腺囊性增生病
  ➢ 曾有HPV感染
  ➢ 有HIV感染

- 按个体情况选择相应康复治疗
- 3个月随访一次，随访内容包括：
  ➢ 填写妇女健康管理随访表
  ➢ 有针对性的康复指导
  ➢ 预约下次随访时间

- 填写妇女健康管理随访表
- 预约下次随访时间
- 针对性健康教育指导
- 对家庭成员进行健康教育宣传

- 根据病情选择复查时间
  ➢ 炎症患者每两周复查一次
  ➢ 肿瘤患者3个月复查一次或遵照上级医院的医嘱
  ➢ 其他遵医嘱
  ➢ 治愈者重新健康评估、分类

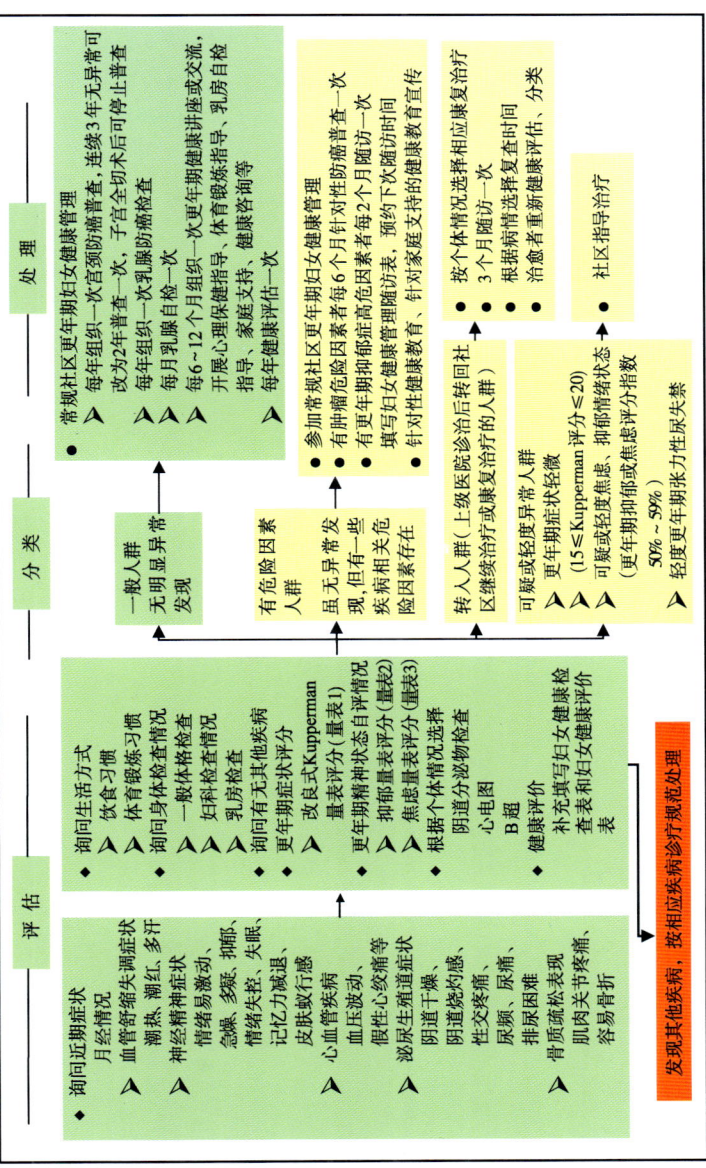

第一部分

社区育龄期及更年期妇女健康管理流程图及说明

对社区育龄期和更年期妇女，在居民知情同意的情况下，建议加入社区育龄期及更年期妇女的健康管理。社区的全科医生通过图表流程，了解社区妇女健康管理的关键点，并按照健康管理流程进行相应处理和健康指导。

流程图包括以下信息：需要询问的关键问题，需要进行的重要观察和检查，基于症状和检查结果做健康评估，并对健康管理人群进行分类，根据不同分类人群给予相应的处理和建议。

流程图中绿色表示无明显异常情况，进行基本保健；黄色表示虽无异常，但有危险因素的存在，需加强管理，也表示经上级医院诊治后转回社区的转入人群；红色表示有异常表现或已处于疾病状态，需要处理或转上级医院诊治。

流程图共有三张，流程图一《社区育龄期及更年期妇女首次参加健康管理流程图》，概括说明首次参加社区健康管理的育龄期及更年期妇女接受卫生服务的基本步骤；流程图二《社区育龄期妇女健康管理流程图》和流程图三《社区更年期妇女健康管理流程图》则详细说明社区卫生服务机构从"防病"及对疾病"早发现、早诊断"的健康角度，分别为育龄期及更年期妇女提供的具体健康服务和保健指导内容。

第一章 社区育龄期及更年期妇女首次参加健康管理

参加社区健康管理的育龄期及更年期妇女年龄为15～60岁。遵照WHO规定，育龄期妇女年龄范围在15～49岁，更年期妇女年龄范围在40～60岁。鉴于两期无法截然分开，两者年龄有重叠，本规范建议40岁以上妇女按更年期流程图进行健康管理。

一、根据临床症状进行健康状况评估

对第一次前来社区卫生服务机构并同意加入社区育龄期及更年期健康管理的妇女，应进行针对妇女常见病症的较全面的询问，并进行一般的检查；根据其既往健康状况、目前症状、检查结果及常见妇科疾病危险因素筛查情况进行全面健康评估。

（一）询问

询问一般资料及妇女月经史、婚育史、既往乳腺病和手术史，填写个人一般情况表（见附件中表1）。

（二）询问目前情况并做健康查体，填写妇女健康检查表（见附件中表 2，每年更新）。

1. 询问目前症状，重点询问育龄期及更年期妇女常见疾病的典型症状。

> 乳房异常感觉
   ◇ 发现乳房包块→注意警惕乳腺肿瘤。
   ◇ 乳房随月经周期性疼痛→注意警惕乳腺增生。
   ◇ 异常泌乳→注意警惕高泌乳素血症。

> 月经量或月经周期的改变
   ◇ 月经量明显增多或/和周期改变→注意警惕子宫肌瘤。
   ◇ 月经周期不规则→注意警惕功能失调性子宫出血或子宫内膜癌。

> 其他阴道流血
   ◇ 长期持续无任何周期可辨的阴道出血→注意警惕生殖道恶性肿瘤，尤其是宫颈癌。
   ◇ 性交后出血→注意警惕宫颈疾病，尤其是早期宫颈癌。
   ◇ 育龄期妇女停经后阴道流血→注意警惕流产和异常妊娠（包括异位妊娠、葡萄胎等）。
   ◇ 更年期妇女绝经多年后阴道流血→注意警惕子宫内膜癌。

- ◇ 间歇性阴道排出血水→注意警惕输卵管癌。
- ◇ 阴道流血伴白带增多→注意警惕晚期宫颈癌、子宫内膜癌或子宫黏膜下肌瘤伴感染。

> 白带异常
- ◇ 灰黄色或黄白色泡沫状稀薄白带→注意警惕滴虫性阴道炎。
- ◇ 豆渣样白带→注意警惕外阴阴道念珠菌病。
- ◇ 灰白色、匀质、鱼腥味白带→注意警惕细菌性阴道病。
- ◇ 透明黏性白带，量明显增多→注意警惕慢性宫颈炎或宫颈癌。
- ◇ 脓性白带→注意警惕生殖道急性炎症或肿瘤。
- ◇ 血性白带→注意警惕生殖道恶性肿瘤或宫颈息肉。
- ◇ 水样白带→注意警惕生殖道恶性肿瘤或黏膜下肌瘤伴感染。

> 外阴瘙痒。
- ◇ 最常见外阴阴道念珠菌病或滴虫性阴道炎。
- ◇ 老年性阴道炎、外阴鳞状上皮增生。
- ◇ 注意警惕其他局部或全身原因引起的外阴瘙痒。

- 下腹痛→考虑妇科炎症、卵巢肿瘤、子宫肌瘤或内外科疾病。
- 育龄期妇女停经后出现下腹痛→注意警惕异位妊娠。
- 下腹包块→考虑妇科炎症、肿瘤或内外科疾病，生育年龄除外妊娠。
- 潮热、潮红、出汗→有无卵巢功能低下的表现，如卵巢早衰或更年期综合征。
- 血压波动、假性心绞痛→有无更年期综合征。
- 阴道干燥、性交困难、排尿困难、尿急→有无老年性阴道炎或泌尿系统感染。
- 神经精神症状（易怒、焦虑不安或情绪低落、不能自我控制、失眠、皮肤蚁行感）→有无更年期综合征或精神心理疾病。

2. 进行一般体格检查。

（1）测体温、呼吸、脉搏、血压，量身高、体重（计算体重指数）。

（2）乳腺的临床检查（方法见第二部分第一章第一节）。

（3）妇科检查（方法见第二部分第一章第二节）。

（4）更年期妇女进行更年期症状评价（改良式

Kupperman 自评量表,见附件中量表 1)。

(5) 更年期妇女进行情绪状态评价(抑郁自评量表和焦虑自评量表,见附件中量表 2 和量表 3)。

3. 建立社区健康档案。

4. 填写妇女健康检查表(见附件中表 2.2)。

(三)填写妇女健康评价表(见附件中表 2.5,每年更新)。

(四)粗筛是否需要立即转诊。

出现以下任何一种情况,需要立即转上级医院急诊处理:

- ➢ 内、外科相关急诊情况;
- ➢ 大量阴道流血;
- ➢ 剧烈下腹痛。

二、根据健康评估结果进行分类

本规范的目的在于对社区妇女常见妇科疾病及肿瘤的发生提早预防,对可能已有的疾病早发现、早诊断和早治疗,采取积极措施进行健康促进。将参加健康管理的妇女按健康评估结果分为三类:

- ➢ 一般人群:评估后无明显临床症状的人群;
- ➢ 转入人群:上级医院诊治后,转回社区继续治疗或进行康复治疗的人群;

> 可疑及疾病人群：评估中发现有明显临床症状，或既往已确诊的患病人群，包括：
> - ◇ 有阴道异常出血、白带改变、腹痛或腹部包块等症状；
> - ◇ 更年期综合征病情程度中度以上（Kupperman 评分＞20）；
> - ◇ 张力性尿失禁中度以上；
> - ◇ 更年期情绪障碍明显（抑郁或焦虑评分指数在60%以上）；
> - ◇ 怀疑患有或已患有慢性传染性疾病；
> - ◇ 怀疑患有或已患有其他非传染性疾病或肿瘤。

三、按不同分类给予相应处理和指导

1. 无明显临床症状的一般人群，按年龄分期管理。

育龄期妇女按流程图二接受健康服务（40岁以上者建议按流程图三接受健康服务）；更年期妇女按流程图三接受健康服务。

2. 从上级医院转入社区继续治疗或康复期的转入人群，按年龄分期管理。

育龄期妇女按流程图二接受健康服务（40岁以上者建议按流程图三接受健康服务）；更年期妇女按流程图三接受健康服务。

3. 发现明显异常的可疑及疾病人群根据社区条件做相应处理。

（1）社区指导治疗

➢ 生殖道感染在社区进行规范治疗。

（2）指导转上级医院诊治

对需转诊者，应两周内需随访一次，确定是否转出。具体转诊指征如下：

➢ 可疑慢性乙型肝炎（HBsAg 阳性，有黄疸和/或肝功能异常）；

➢ 可疑性传播疾病：阴道有脓性分泌物，外阴或阴道可见簇状、鸡冠状或菜花样赘生物，免疫力低下，如长期发热人群等；

➢ 出现阴道异常出血、下腹痛或腹部包块等症状；

➢ 异常泌乳、乳房痛或有肿块或双乳不对称；

➢ 更年期综合征症状较重（Kupperman 评分＞20 分）；

➢ 更年期情绪障碍：抑郁自评量表或焦虑自评量表显示病情严重程度指数在 60％以上；

➢ 中度以上张力性尿失禁；

➢ 怀疑有其他非传染性疾病或肿瘤的病人；

➢ 考虑为宫颈炎、盆腔炎、月经不调等疾患，社区无相应治疗能力；

➢ 生殖道感染治疗两个疗程后无效；

4. 对所有参加社区妇女健康管理者，均需要进行健康教育和健康指导。

第二章　社区育龄期妇女健康管理

一、根据健康评估结果进行分类

健康评估后，根据流程图二进行健康管理的育龄期妇女，分为三类人群：无异常发现的一般人群、有危险因素人群、转回社区继续治疗或进行康复治疗的转入人群。

二、按不同分类给予相应健康管理指导

（一）一般人群

主要是指健康评估中无异常发现的人群。

1. 每年组织一次宫颈防癌普查。

育龄妇女从有性生活开始，每年由社区服务机构组织，进行一次宫颈刮片筛查。若已行全子宫切除术，可不再进行宫颈防癌普查。

2. 每1～3年组织一次乳腺防癌检查。

育龄妇女由社区服务机构组织，参考《中国抗癌协会乳腺癌诊治指南与规范》（2007版），建议40岁以下一般妇女每1～3年进行一次乳腺临床检查，推荐X线和乳腺B超联合检查。

3. 指导育龄妇女每月乳腺自我检查一次。

4. 每6~12个月组织一次健康讲座或交流。

(1) 定期请专业人员为育龄妇女进行健康知识传授。

健康教育的主要内容包括：乳房自检指导、孕前指导、计划生育保健指导、心理保健指导、健康咨询等。

(2) 鼓励育龄妇女间定期开展健康知识相互交流。

(3) 宣传社区妇女参加健康管理的好处。

➢ 有利于对疾病的三级预防

◇ 通过健康教育了解健康知识；

◇ 通过健康体检进行健康分析评估，对一些疾病可早发现、早诊断、早治疗；

◇ 通过规范化的治疗和康复措施，预防并发症发生；

➢ 有利于降低医疗费用

5. 每年健康评估一次。

服务对象每年做一次健康评估，每年更新健康年检表和健康评价表，动态观察育龄妇女健康状态，积极做好疾病的一级和二级预防。

(二) 有危险因素人群

1. 危险因素的判定

健康评估中虽无异常发现，但存在与乳腺癌和宫颈癌发生相关的危险因素的人群。

（1）乳腺癌的危险因素
- 一侧乳房曾患乳腺癌，或上皮增生活跃的乳腺囊性增生病；
- 有乳腺癌家族史；
- 长期多次或一次大剂量 X 线照射史；
- 长期性激素治疗或使用避孕药；
- 肥胖、尤其绝经后显著肥胖或伴有甲状腺功能低下、免疫功能低下或有欠缺；
- 月经初潮早于 12 岁，绝经年龄晚于 55 岁，行经年限超过 35 年以上；
- 大龄无婚姻或生育史；
- 第一胎足月产晚于 35 岁；
- 未哺乳或哺乳时间短；
- 工作压力大、长期精神压抑或受到剧烈精神刺激；
- 不健康饮食习惯，包括高脂肪、高热量饮食，饮酒等。

（2）宫颈癌的危险因素
- 曾有 HPV 感染；
- 有 HIV 感染；
- 性伴侣的包皮过长；

> 性伴侣患有性传播疾病；

> 多个性伴侣，或经常有不洁的性交；

> 有宫颈癌家族史；

> 多次生产或流产；

> 吸烟；

> 性生活开始时间过早；

> 子宫颈有慢性炎症。

2. 对有危险因素人群的健康指导

（1）在常规社区育龄期妇女健康管理基础上，针对不同危险因素制订健康促进方案。

（2）有下述肿瘤危险因素者缩短防癌普查时间，每6个月进行针对性检查一次，填写妇女健康管理随访表（见附件中表3），预约下次随访时间。

> 一侧乳房曾患乳腺癌，或上皮增生活跃的乳腺囊性增生病；

> 曾有 HPV 感染；

> 有 HIV 感染。

（3）有针对性地进行健康教育指导。

（4）对家庭成员进行健康教育宣传。

（三）转入人群

上级医院确诊或治疗后转入社区继续治疗或进行康

复治疗的育龄期妇女，类同危险人群健康管理。

1. 按个体情况选择相应康复治疗。
2. 每3个月随访一次，随访内容包括：

> 填写妇女健康管理随访表（见附件中表3）；
> 有针对性的康复指导；
> 预约下次随访时间。

3. 根据病情选择复查时间。

> 炎症患者两周复查一次；
> 肿瘤患者3个月复查一次或遵照上级医院的医嘱复查；
> 其他遵医嘱。

4. 对治愈者重新健康评估、分类。

第三章　社区更年期妇女健康管理

一、根据临床症状进行健康状况评估

1. 询问一般症状和近期症状（见本章第一节）。
2. 询问生活方式。

了解服务对象的饮食习惯、体育锻炼习惯等。

3. 了解身体检查情况。

➢ 一般体格检查结果，计算体重指数；
➢ 妇科检查情况；
➢ 乳房检查情况。

4. 了解有无其他疾病。
5. 了解更年期症状评价情况（改良式 Kupperman 量表评分结果，见附件中量表1。）。
6. 了解更年期情绪状态情况（抑郁自评量表和焦虑自评量表评分结果，见附件中量表2和量表3）。
7. 需要时可做阴道分泌物检查、心电图、B超等辅助检查。
8. 补充填写妇女健康检查表和妇女健康评价表（见

附件中表2.2和表2.5，每年更新）。

二、根据健康评估结果进行分类

根据健康评估结果，将参加健康管理的更年期妇女分为四类：

- ➢ 一般人群：评估中未发现明显异常；
- ➢ 有危险因素人群：虽无异常发现，但有一些疾病相关的危险因素存在；
- ➢ 转入人群：上级医院治疗后转回社区继续治疗或进行康复治疗的人群；
- ➢ 可疑或轻度异常人群：评估中虽未发现典型临床症状，但有：
  - ◇ 轻度更年期症状（15分＜Kupperman评分≤20分）；
  - ◇ 可疑或轻度抑郁或焦虑情绪（抑郁或焦虑评分结果显示病情严重程度指数在50%～59%）；
  - ◇ 轻度更年期张力性尿失禁。

三、按不同分类给予相应处理和指导

（一）无异常发现的一般人群

进行常规社区更年期妇女健康管理。

1. 每年组织一次宫颈防癌普查。

连续3年宫颈防癌检查无异常发现的更年期妇女且

未发现有宫颈癌危险因素存在者可改为两年普查一次，子宫全切术后可停止普查。

2. 每年组织一次乳腺防癌检查。

3. 每月自我检查乳腺一次。

4. 每 6～12 个月组织一次更年期健康讲座和交流，开展心理保健指导、体育锻炼指导、乳房自检指导、家庭支持、计划生育指导、健康咨询等。

5. 每年健康评估一次。

（二）有危险因素的人群

健康评估中存在与乳腺癌、宫颈癌、更年期抑郁或焦虑情绪发生相关的危险因素的人群。

1. 相关危险因素的判定

（1）乳腺癌和宫颈癌的危险因素（见本章第二节）

（2）更年期抑郁或焦虑状态的危险因素

➢ 离异或丧偶；

➢ 子女问题；

➢ 工作环境的改变；

➢ 社会经济地位的改变；

➢ 失去亲人；

➢ 本人具有较严重的神经过敏症、自责、自罪感和神经质等人格特征。

2. 对有危险因素人群的健康指导

（1）在常规社区更年期妇女健康管理基础上，制订健康促进方案。

（2）有肿瘤危险因素者（包括的人群类同育龄期妇女）缩短防癌普查时间，每6个月进行针对性检查一次。

（3）有更年期抑郁或焦虑状态危险因素者每两个月随访一次。填写妇女健康管理随访表（见附件中表3），预约下次随访时间。

（4）有针对性地进行健康教育指导。

（5）对家庭成员进行健康教育和健康支持宣传。

（三）转入人群

上级医院确诊或治疗后转入社区继续治疗或进行康复治疗的转入人群，类同危险人群健康管理。

1. 按个体情况选择相应康复治疗。

2. 每3个月随访一次，随访内容：

➢ 填写妇女健康管理随访表；

➢ 有针对性的康复指导；

➢ 预约下次随访时间。

3. 根据病情选择复查时间：

➢ 更年期综合征患者首次复检时间是治疗后的6～

8周；
- 肿瘤患者每3个月复查一次或遵照上级医院的医嘱进行复查；
- 其他遵医嘱。

4. 对治愈者重新进行健康评估及分类。

（四）可疑或轻度异常人群

评估中虽无典型临床症状，但有与更年期生理变化相关的可疑症状或已有轻度异常者，由社区医生指导治疗。

第二部分

社区育龄期及更年期妇女健康管理适宜技术

第一章 社区育龄期及更年期妇女健康管理适宜技术

第一节 乳腺检查的基本技能及处理方法

一、乳腺检查的基本技能

（一）乳房自我检查

乳房自我检查是指女性自己对乳房的定期或不定期的自我检查，自我检查可及时发现乳房的异常情况，及时就诊，从而可以发现一些乳腺疾病，特别是可以早期发现乳腺癌。广大妇女要学会自我检查乳房的方法，做到对乳房的正确检查，这样才能及早发现乳腺疾病，及早治疗。

1. 乳房自我检查时间

> 月经正常的妇女，月经来潮后第 9～11 天是乳腺检查的最佳时间。此时雌激素对乳腺的影响最小，乳腺处于相对静止状态，容易发现病变。

> 在哺乳期出现的肿块，一般在断乳后再进一步检

查；如临床疑似肿瘤，应转诊。

2. 乳房自我检查体位

➢ 洗澡时检查乳房

洗澡时皮肤表面潮湿，擦了肥皂后皮肤滑润，有利于发现异常情况。

➢ 在镜前检查乳房

检查时选择光线明亮的地方，面对镜子，脱去上衣和胸罩，充分暴露两侧乳房。

➢ 平卧时检查乳房

躺下平卧，假如检查右侧乳房，则在右侧肩背部垫一个小薄枕头，将右手枕在头下，这样可使乳腺组织比较均匀地暴露，便于检查。

3. 乳房自我检查步骤

（1）视诊

脱去上衣，面对镜子，先举起双臂或双手十指交叉放于头部，再双手叉腰、挺胸、收腹，最后双手自然下垂。做上述动作的同时仔细观察乳房，观察内容包括：

➢ 乳房外形：观察双侧乳房外形轮廓是否完整对称，有无轮廓异常。正常乳房具有完整的弧形轮廓，这种弧形的任何异常改变都应重视。

➢ 乳房的皮肤：观察乳房的皮肤是否光滑，色泽是

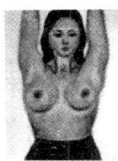 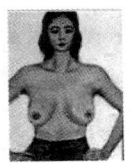 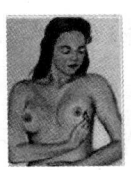 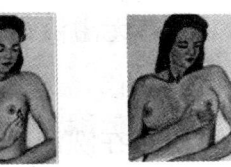

| 步骤 1 | 步骤 2 | 步骤 3 | 步骤 4 |

举起双臂，观察双乳房外形、皮肤、乳头、轮廓有无异常。　　面对镜子，双手叉腰，观察双乳房外形、轮廓有无异常。　　右手触摸左乳房外侧有无肿块。　　右手触摸左乳房外下方有无肿块。

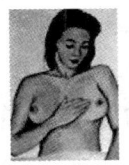 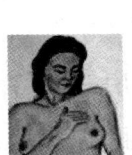 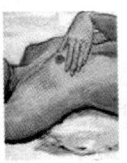 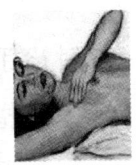

步骤 5　　步骤 6　　仰卧位检查　　仰卧位检查

右手触摸左乳房内侧有无肿块。　　右手触摸左乳房内上侧有无肿块。然后检查乳头、锁骨、腋下淋巴结。对侧同法检查。　　仰卧平躺，检查右侧乳房时，右侧肩部稍垫高，举起右手臂，左手触诊右侧乳房。　　检查右侧腋下淋巴结时，举起右手臂，左手触摸右侧腋下、乳房尾叶有无肿块。

乳房自检方法图解

否正常，皮肤有无静脉扩张和水肿，皮肤有无点状凹陷（或称橘皮样变）及区域性凹陷（酒窝征）存在。

➢ 乳头：察看两侧乳头高度是否在一条水平线上，两侧乳头、乳晕的颜色是否一样，乳头的皮肤有无脱屑或糜烂，乳头是否有抬高或回缩现象，乳头有无溢液。

(2) 触诊

可以选在洗澡时做乳房自我检查，这时，皮肤沾上肥皂水后触摸乳房便于滑动。平时检查可双手抹少量的润肤油或乳液以利于滑动。触摸就是要发现乳房内是否有肿块。在触摸过程中如发现异常情况，应及时到医院就诊。

> 触诊手法：检查左侧乳房时将左手放于脑后，右手四指靠拢，以按压、螺旋、滑动的方式依序检查，逐渐向外，约三、四圈，地毯式检查整个乳房范围，完毕后同法再检查另一侧乳房。忌用手指抓捏乳房，以免误把正常腺体组织当成乳房肿块。小的中央区肿块不易扪到，可用左手将乳房托起，用右手扪查，这样就比较容易发现。乳房下部肿块常因乳房下垂而被掩盖，可托起乳房或平卧举臂，用另一手扪查。深部肿块如扪按不到时，也可采取前弓腰位检查。

> 触诊次序：开始于乳房的外上、外下、内下、内上区域，然后是乳房中间的乳头及乳晕区，依次轻轻扪按乳房。由于乳房的外上部分可延伸至腋下，检查时不能忽略了乳房的角状突出部分。挤

压乳头，注意有无液体流出。最后，再用同样的方法检查两侧锁骨和腋下淋巴结，注意有无淋巴结肿大，这样就完成了乳腺的自我检查。

（二）乳房临床检查方法

乳房临床检查是专业乳腺检查的第一步。

1. 检查体位

检查应在光线明亮处，让被检查者坐正，双臂下垂，使双乳房充分暴露，以利于对比。触诊时检查者坐在被检查者侧面。

2. 乳房临床检查内容

（1）视诊

观察内容包括：乳头有无凹陷、上抬、溢乳；乳房有无肿块和酒窝征；双乳位置是否一致，颜色有无改变。从乳头的外上方至乳头的内下方的胸壁是否有较大的暗褐色乳头样突起存在，要考虑可能是副乳头或副乳房。

（2）触诊

检查手法和次序基本同自我检查方法。

二、乳腺常见异常的处理方法

如果发现以下任何情况，及时转诊：

➢ 双侧乳房不对称（除外哺乳所致）；

- 乳房有肿块或硬结、或质地变硬；
- 乳房皮肤有水肿、凹陷；
- 乳头或乳晕糜烂呈湿疹样改变；
- 乳头有异常分泌物。

三、乳腺癌的预防

乳腺癌早期发现的关键是重视乳腺癌的易感因素和进行普查。因此，预防乳腺癌的发生，应：

1. 加强对乳腺癌危险人群的重视；
2. 经常自检乳腺，及早发现异常；
3. 定期进行乳腺临床检查和乳腺普查；
4. 进行预防乳腺癌的生活方式指导：

（1）定期运动

（2）培养健康饮食习惯

- 少食高脂食物

　　经常摄入高热量、高脂肪食物会引起雌激素水平升高，延长其对乳腺上皮的刺激，增加乳腺癌的危险性。

- 不要酗酒

　　饮用酒精过量会引起一些原癌基因过度表达，增加乳腺癌的发病率。

- 多吃粗粮、蔬菜、水果及低脂肪高纤维食品这类食物可通过降低血脂而间接降低雌激素水平，有预防乳腺癌的作用。
- 经常食用酸奶、乳酪等发酵的牛奶制品

    酸奶中的乳双歧杆菌在发酵过程中，产生醋酸、乳酸和甲酸，能抑制硝酸盐还原菌，阻断致癌物质亚硝胺的形成，起到防癌的作用。

（3）坚持母乳喂养

哺乳期可以抑制卵巢排卵，可抑制雌激素的活动而使乳腺癌发病率下降。

（4）保持良好情绪

营造自我健康的心理环境，积极乐观的生活态度对降低乳腺癌的发病风险也是非常重要的。研究显示，乳腺癌患者情绪抑郁程度与人体免疫状态呈负相关。

5. 为预防乳腺癌的发生选择合适的生育时间。
- 女性第一次足月妊娠可以导致乳腺上皮发生一系列变化而趋成熟，使得上皮细胞具有更强的抗基因突变能力。
- 生育很有可能使她们获得一次增强抵御乳腺癌能力的机会。因为妊娠期产生的大量孕激素，可以抑制雌激素的作用，从而降低乳腺癌的发病风险。

第二节 妇科检查的基本技能及常见疾病防治

一、妇科检查的基本技能

（一）准备工作

1. 检查室准备

体现人性化管理，检查室不能与外界相通，环境要安静，并要确保温度和充分的光线。

2. 物品准备

阴道窥器、一次性医用纸垫、一次性手套、棉拭子、无菌肥皂液/生理盐水；如需取材应再准备玻璃瓶或试管。取白带作检查时不宜用润滑剂润滑窥器，需要时可使用生理盐水润滑。

3. 患者解小便，排空膀胱后，取膀胱截石位。大便充盈者应在排便后再行检查。检查者面向患者，立在患者两腿之间。

（二）注意事项

- 检查者态度严肃、语言亲切、检查仔细、动作轻柔。
- 每检查一人，应更换一次性医用纸垫，以防交叉感染。

- 男医生检查时，应有其他女性人员在场。
- 避免在正常经期做妇科检查。
- 异常阴道出血须做检查时，检查前应消毒外阴，戴无菌手套，使用无菌器械。
- 未婚患者行肛腹双合诊检查。
- 双合诊检查不满意或检查骶韧带、子宫直肠窝病变、肿瘤与盆腔关系时应作三合诊检查。

（三）操作方法

1. 外阴部
- 观察外阴发育及阴毛分布情况，有无皮炎、溃疡及肿块；有无色素减退；尿道口周围黏膜色泽及有无赘生物。
- 带一次性手套后，用示指和大拇指将两侧小阴唇分开，暴露阴道前庭、尿道口和阴道口。
- 嘱患者用力向下屏气，观察有无阴道前后壁的膨出和子宫脱垂。

2. 阴道窥器检查
- 检查者将窥器两叶并拢后蘸取润滑剂，以减轻插入时的不适感。
- 用左手示指和大拇指将两侧小阴唇分开，暴露阴道口，右手将窥器斜行沿着阴道后侧壁缓慢插入阴道内。避开敏感的尿道周围区，插入后逐渐向上向后推进，同时将窥器旋转至前方，摆正后缓慢张开两叶，暴露宫颈、阴道壁及穹隆部，然后旋转至一侧以暴露侧壁。

➢ 观察阴道黏膜、阴道分泌物及宫颈有无异常。

➢ 取出窥器时，应先将窥器两叶合拢后取出。

3. 双合诊

➢ 检查者一手戴一次性手套，示、中两指涂润滑剂后顺阴道后壁轻轻插入阴道内。

➢ 触摸阴道的弹性、通畅度，有无触痛、肿物、后穹隆结节及饱满感。

➢ 再扪及宫颈大小、形状、硬度及外口情况，有无接触性出血；若上抬宫颈时患者感到疼痛称宫颈举痛，为盆腔内器官有病变的表现。

➢ 随后将阴道内两指放在宫颈后方，另一只手掌心朝下手指平放在患者腹部平脐处，当阴道内手指向上向前方抬举宫颈时，腹部手指往下往后按压腹壁，并逐渐向耻骨联合部移动，将子宫夹在两手之间。通过内、外手指同时分别抬举和按压，相互协调，可查清子宫的位置、大小、形状、软硬度、活动度及有无压痛。

> 然后将阴道内两指由宫颈后方移至一侧穹窿部，尽可能往上向盆腔深部扪触，与此同时另一手从同侧下腹壁髂嵴水平开始，由上往下按压腹壁，与阴道内手指相互对合，在内外两手之间检查宫旁组织：卵巢、输卵管。正常输卵管难以扪清，卵巢有时可触及，压之有酸胀感。注意附件有无增厚、压痛或肿块；如有肿块，应进一步查清肿物的大小、形状、软硬度、活动度、有无压痛以及与子宫的关系。

4. 肛腹诊（肛门、腹部联合检查）

以一手示指伸入肛门直肠，另一手放在下腹部进行检查，适用于未婚妇女。

5. 三合诊检查（阴道、直肠及腹部联合检查）

是双合诊的补充。以一手示指伸入阴道、中指伸入直肠，另一手置于下腹部协同触诊，可查清后倾后屈子宫的大小、子宫后壁情况、主韧带、子宫骶韧带、子宫直肠窝、盆腔内侧壁及直肠等情况，注意有无增厚、压痛及肿瘤。

（四）检查结果记录

外阴：发育情况及婚产式（未婚、已婚未产或经产式）。有异常发现时详细描述。

阴道：是否通畅，黏膜情况，分泌物量、色、性状以及有无臭味。

宫颈：大小、硬度；有无糜烂、撕裂、息肉、腺囊肿；有无接触性出血、举痛等。

宫体：位置、大小、硬度、活动度；有无压痛等。

附件：有无块物、增厚或压痛；若扪及块物，记录其位置、大小、硬度；表面光滑与否、活动度、有无压痛以及与子宫及盆壁关系。左右两侧分别记录。

（五）阴道分泌物的取材方法及注意事项

1. 取材部位

患者取膀胱截石位，生理盐水润滑窥阴器后，以窥阴器暴露宫颈。用棉签取阴道上 1/3 或穹隆处的分泌物，将其放入已置 1~2 毫升生理盐水的玻璃瓶（如青霉素玻璃瓶）或试管中送检，或直接与一滴生理盐水在载玻片上和匀并立即在显微镜下检查。

2. 检查前不做阴道灌洗或者局部用药，检查前24~48小时避免性生活。

3. 取材后应及时送检，否则影响结果判断。

4. 在取材时可同时观察阴道分泌物的性状以协助诊断。

5. 取材时如发现其他特殊情况，如宫颈、尿道旁腺开口处有脓样分泌物等时，应同时作进一步检查如淋菌培养等。

➢ 宫颈分泌物取材部位：宫颈管内1～2厘米。

二、妇科常见症状的诊断和处理

（一）外阴皮肤黏膜瘙痒、疼痛、烧灼感，于活动、性交、排尿及排便时加重。

检查：局部充血、肿胀、糜烂，常有抓痕。

考虑：非特异性外阴炎，注意排除阴道炎。

处理：

➢ 病因治疗：积极寻找病因，是否存在糖尿病或尿瘘、粪瘘。

➢ 一般治疗：穿纯棉内裤并经常更换，保持外阴清洁、干燥。

➢ 局部治疗：
　◇ 1∶5000高锰酸钾液清洗外阴，每日2～3次；
　◇ 清洗擦干后涂抗生素软膏，如红霉素软膏、金霉素软膏等。

（二）外阴局部肿胀、发热、疼痛。

检查：外阴局部皮肤红肿、发热、压痛明显，当脓肿形成时可触及波动感，脓肿破溃时可见开口处有脓液流出。

考虑：前庭大腺炎。

诊断和处理：建议转诊。

（三）阴道分泌物增多，稀薄泡沫样白带，脓性或黄绿色，伴外阴瘙痒，间或有灼痛、疼痛、性交痛。

检查：阴道黏膜充血，严重者有散在出血点，宫颈甚至有出血斑点，形成"草莓样宫颈"。

考虑：滴虫性阴道炎。

诊断：若在阴道分泌物中找到滴虫，即可确诊。

处理：

➢ 一般治疗：
  ◇ 每日清洗外阴，勤换内裤；
  ◇ 内裤及洗涤用的毛巾应煮沸 5～10 分钟；
  ◇ 治疗期间避免性生活；
  ◇ 性伴侣应同时进行治疗。

➢ 药物治疗：
  ◇ 以全身用药为主：
    甲硝唑片 2g，单次顿服；
    或替硝唑片 2g，单次顿服；
    或甲硝唑片 400mg，每日 2～3 次，7 日为一疗程；
    或替硝唑 500mg，每日 2 次，连服 7 日。

◇ 局部用药：
- ✓ 不能耐受全身用药或不适宜全身用药者；
- ✓ 甲硝唑片或甲硝唑泡腾片200mg，每晚阴道放一次，7～10次为一疗程。

随访：

➢ 首先询问传染源是否被切断，如丈夫是否坚持治疗等。

➢ 随访至症状消失，月经干净后化验检查阴道分泌物中无滴虫存在。

➢ 治疗失败，可重复应用甲硝唑片400mg，每日2～3次，连服7日。

（四）白色稠厚呈凝乳或豆腐渣样白带，外阴瘙痒、灼痛，阴道分泌物多。

检查：外阴或阴道黏膜红斑、水肿，阴道分泌物如豆腐渣样。

考虑：外阴阴道念珠菌病。

诊断：若在阴道分泌物中找到假丝酵母菌的芽孢或菌丝，即可确诊。

处理：

如患者同时合并需要应用广谱抗生素、雌激素、糖皮质激素的情况→建议转诊。

- 一般治疗：
  - 勤换内裤，患者的内裤、毛巾均应开水烫洗；
  - 若有糖尿病，给予积极治疗；
  - 治疗期间避免性生活；
  - 对有症状的性伴侣应同时进行治疗。
- 药物治疗：
  - 局部用药
    - 局部用药前应用4%碳酸氢钠溶液清洗外阴
    - 局部用药可选用以下任一种：
    硝酸咪康唑栓200mg，每晚阴道放一粒，连用7日为一疗程；
    或硝酸咪康唑栓400mg每晚一粒，连用3日为一疗程；
    或硝酸咪康唑栓1 200mg，单次用药；
    或硝酸咪康唑霜（5g），每晚阴道上药，连用7日为一疗程；
    或克霉唑霜（5g），每晚阴道上药，连用7~14日为一疗程；
    或克霉唑片100 mg，阴道放药，每晚一次，连用7日为一疗程；
    或克霉唑片200 mg，阴道放药，每晚一次，连用3日为一疗程；

或制霉菌素栓剂，每晚一粒，10万U，连用10~14日为一疗程。

◇ 全身用药

对不能耐受局部用药或无性生活者可选用全身用药，选用以下任一种：

氟康唑150mg，单次顿服；

或伊曲康唑200mg口服，每日1次，连用3~5日为一疗程；

或伊曲康唑1日疗法，400mg一日内分两次服用。

随访：

➢ 单纯性外阴阴道念珠菌病治疗结束后7~14天及下次月经后需随访。

➢ 若治疗失败，延长治疗时间。

◇ 若为局部用药，延长至7~14日；

◇ 若为口服氟康唑150mg，则72小时后加服1次。

➢ 若转为复发性外阴阴道念珠菌病，则需进行初始治疗和维持治疗。

复发性外阴阴道念珠菌病患者为经治疗后临

床症状、体征消失,真菌学检查阴性后,又出现症状,真菌学检查又为阳性,并且一年内发作4次或以上者。

◇ 初始治疗:
- ✓ 若局部用药,延长阴道放药次数至7～14日;
- ✓ 若全身用药为口服氟康唑,72小时后加服1次;

◇ 维持治疗:

氟康唑150mg顿服,每周一次,连续治疗6个月;

或伊曲康唑400mg每月一次,或100mg每日1次,连用6个月;

或克霉唑栓500 mg,每周一次,连用6个月。

◇ 复发性外阴阴道念珠菌病用伊曲康唑治疗时应监测肝功能,维持治疗期间应定期复查以监测疗效及药物不良反应,一旦发现不良反应应立即停药。

➢ 如社区治疗条件有限,应及时指导复发性外阴阴道念珠菌病患者转诊。

(五)白带增多、稀薄、乳白色或灰白色、有鱼腥味或恶臭。

检查：分泌物如同牛奶倒入阴道中，阴道黏膜无红肿或充血。

考虑：细菌性阴道病。

诊断：确定有下面四条中的三条即可诊断。

(1) 白带的性状。

(2) 线索细胞阳性　取少许分泌物放在载玻片上，加一滴生理盐水混合，高倍显微镜下寻找线索细胞。

(3) 阴道分泌物 pH＞4.5。

(4) 胺试验阳性　取阴道分泌物少许放在玻片上，加入 10％氢氧化钾 1～2 滴，可闻及到挥发出来的腥臭气味。

处理：

➤ 药物治疗

◇ 全身用药可选用以下任一种：

甲硝唑片 400mg，每日 2～3 次，7 日为一疗程；

或甲硝唑片 2g，单次顿服；

或克林霉素 300mg，每日 2 次，连用 7 日为一疗程。

◇ 局部用药可选用以下任一种：

2%克林霉素软膏阴道涂抹，每次5g，每晚1次，连用7日为一疗程；

或0.75%甲硝唑膏（5g），每晚阴道上药，连用7日为一疗程；

或甲硝唑阴道泡腾片200mg，每晚一次，连用7~10日。

➢ 性伴侣不需常规治疗

随访：治疗后无症状者不需随诊。

（六）更年期女性出现阴道分泌物增多，淡黄色稀薄。

考虑：老年性阴道炎，具体诊治见本章第三节二。

（七）其他阴道分泌物异常。

➢ 阴道脓样分泌物→建议转诊。

➢ 长期不规则的大量排液→建议转诊。

➢ 血性白带→建议转诊。

（八）宫颈充血、水肿，宫颈管黏液脓性分泌物。

考虑：急性宫颈炎。

处理：建议转诊。

（九）宫颈外口处的宫颈阴道部外观呈细颗粒状红色区或乳突状，有时宫颈肥大、有时可见息肉、或宫颈表面突出多个青白色小囊泡。

考虑：慢性宫颈炎。

处理：建议转诊。

（十）其他。

➢ 下腹包块→建议转诊。

➢ 下腹疼痛→建议转诊。

➢ 阴道异常流血→建议转诊。

三、生殖道感染的预防

1. 卫生宣教，切断感染传播途径，采取预防公众场所感染及家庭感染的措施。

➢ 不要在污染的泳池游泳，尽量减少在公共浴池盆浴的次数。

➢ 尽量不使用公共毛巾，洗澡毛巾要做到个人专用，并与其他用途毛巾区分。

➢ 家庭浴盆要定期消毒。

➢ 若家庭其他成员患有生殖道感染，最好将其毛巾、内裤等用品采用曝晒或煮沸等方法消毒。

➢ 避免多个性伴侣及无保护性行为的发生。

➢ 一旦感染，夫妻双方应使用避孕套避免交叉感染，必要时双方共同治疗。

2. 建立健康的生活方式。

➢ 避免经期性生活。

> 每天用清洁温水清洗外阴，不要使用肥皂、不要经常进行阴道灌洗。
> 平日要注意观察白带的性状、颜色、气味等有无变化，有无外阴瘙痒、下腹不适等症状，一旦发现问题及时就医。
> 注意避孕，减少人工流产的次数。
> 如无相应用药指征，不要频繁、大量使用广谱抗生素。

3. 易感人群的预防。
> 有多个性伴侣，鼓励其长期坚持使用避孕套。
> 社区定期组织妇科检查，发现问题及时治疗。
> 对于反复发作的生殖道感染难治病例应及时转诊。

四、宫颈癌的预防

1. 从青少年起进行安全性知识的教育，避免过早性生活。青春期宫颈上皮尚未发育成熟，抵抗疾病的能力差，易受致癌因素的刺激而致病。

2. 鼓励应用屏障避孕方式进行避孕，减少性伴侣，加强性病防范，避免性病的传播。

3. 坚持妇女的普查工作：每年1次妇科普查，可以通过宫颈细胞学检查早期发现宫颈癌。

4. 加强围生期保健，预防难产，避免发生宫颈损伤。

5. 加强对危险人群的保健，积极治疗癌前病变，教育妇女不要吸烟。烟草代谢产物有可能刺激宫颈黏膜而引起癌变。

6. 发现生殖道感染及时治疗。

第三节　社区妇女更年期生理变化导致的相关问题防治

一、更年期综合征的防治

（一）更年期综合征的症状

1. 月经改变：

➢ 月经周期延长，经量减少，最后绝经；

➢ 月经周期不规则，经期延长，经量增多，甚至大出血或出血淋漓不断；

➢ 月经突然停止。

2. 血管舒缩失调症状：

➢ 潮热；

➢ 潮红；

➢ 多汗。

3. 神经精神症状：

➢ 情绪改变：情绪易激动、急躁、多疑、抑郁、焦虑、恐惧、常不能控制自己的情绪；
- 记忆力减退；
- 认知功能改变；
- 其他：失眠、皮肤蚁行感等。

4. 心血管系统症状：
- 血压波动：血压增高以收缩压为主，具有明显的波动性；
- 假性心绞痛：自觉心慌、心前区闷压感，但心电图显示正常。

5. 泌尿生殖道症状：

阴道干燥、烧灼感、性交疼痛、尿频、尿痛、排尿困难。

6. 骨质疏松表现：肌肉关节疼痛，容易骨折。

（二）更年期综合征的处理

社区更年期妇女考虑有更年期相关症状出现时，进行更年期症状和情绪状态评价（Kupperman、抑郁和焦虑量表评分）。

- 更年期综合征→症状轻微者社区治疗，症状较重者建议转诊，上级医院诊治后可转回社区继续治疗和监测；
- 更年期抑郁或焦虑状态者→轻度社区治疗，中、重度更年期抑郁或焦虑状态者建议转诊。
- 老年性阴道炎→社区治疗（参见本节二）。

(三) 更年期综合征的防治

1. 非药物治疗

（1）心理疏导
- 首先应该让每个妇女认识到，更年期是其一生中必须经历的生理阶段。

　　更年期明显的生理变化是卵巢功能衰退、雌激素分泌骤降、月经停止，自然会引起一些相应的生理病理变化。更年期症状的发生除与神经内分泌系统有关外，还与社会文化因素有关，通过治疗可以消除。应积极配合医生，为自己找到最佳的治疗方案。医务人员、社会、家庭和朋友都应对她们予以同情和理解，给予精神上的安慰，解除顾虑，培养乐观情绪，树立战胜疾病的信心。

- 耐心倾听。

　　耐心倾听患者的社会压力、经济压力、家庭状况、人际关系等，了解更年期症状的发生和发展过程，了解在更年期妇女所遭遇的心理挫折。

- 鼓励。

在心理疏导过程中，对于更年期妇女所取得的每一项进步都要给予及时的表扬和鼓励。
- 引导交谈。

善于引导病人交谈，避免伤害性语言，多用安慰鼓励性语言，并保证对隐私问题进行保密。关心、理解、同情病人，取得病人的配合。
- 取得患者家人支持。

与患者家人建立友好的联系，争取患者家人的理解和配合，巩固疏导的效果。
- 鼓励其参加力所能及的工作，参加适度的文娱活动。

（2）生活方式指导

合理膳食、生活规律、建立良好生活习惯、坚持户外锻炼，详见健康教育有关内容。

2. 非激素类药物治疗

出现较轻的一般症状如心悸、头晕、乏力、失眠、烦躁、忧虑的更年期妇女，除给予上述耐心解释、安慰、疏导外，同时还可以根据病情给予镇静剂、谷维素、维生素等药物。

- 镇静剂：适用于失眠较重的患者。

  ◇ 一般于睡前服用，可选用以下药物中的任一种：

地西泮（安定）每次 2.5~5mg；

或艾司唑仑（舒乐安定）每次 1~2mg。

◇ 出现日间烦躁不安、精力不支，但又不能安静休息，可日间分次服药。

➢ 谷维素：有助于调节自主神经功能，20mg 口服，3 次/日

➢ 维生素 B_1、维生素 B_6

3. 性激素治疗

需性激素治疗者，转上级医院。

（四）更年期综合征的随访及监测

更年期综合征治疗期间应进行随访。

1. 随访主要内容

➢ 症状的缓解情况；

➢ 子宫内膜、乳腺监测；

➢ 血压、体重、妇科检查、肝功能、肾功能、血脂、凝血指标等；

➢ 必要时，应督促患者去专科医院就诊；

➢ 帮助患者调整合适的服药时间。

◇ 如果睡眠不好，可以在晚上睡觉前服用；

◇ 如果白天症状明显，最好在早晨起床后服药；

◇ 最佳药效大约发生在服药后的 2～8 小时。

2. 随访及监测时间

开始服药后 6～8 周随访一次，以后每年随访一次，及时调整治疗方案或停药。

（五）更年期综合征的预防

1. 心理上，要认识到更年期只是人生的一个必然阶段，要调整心态、稳定情绪、建立和睦的家庭和人际关系，同时积极投身自己喜爱的事业和参加各种社会活动。

2. 饮食上，提倡合理营养，保证蛋白质、维生素、碳水化合物及足量的纤维素及矿物质的摄入。

3. 生活规律，劳逸结合，保证足够的睡眠时间。

4. 坚持体育锻炼，以保持骨骼韧带的弹性和力量。提高心肺功能，改善神经系统的兴奋性和灵活性。同时，还要保持适度的性生活，有利于生理与心理的健康，防止早衰。

5. 开展家庭支持教育，使家人了解更年期妇女的心理和生理改变，对她们行为或情绪上的异常变化要充分理解，及时给予安慰并避免无谓的争吵。

二、老年性阴道炎的诊治

更年期女性出现阴道分泌物增多，淡黄色稀薄。

检查：阴道皱襞消失，菲薄，阴道黏膜充血，有散在小出血点或点状出血斑。

考虑：老年性阴道炎。

诊断：应排除其他疾病才能诊断。对有血性白带者，应与子宫恶性肿瘤鉴别。

处理：

➢ 一般治疗

◇ 注意个人卫生，勤换内裤，注意外阴清洁

◇ 内裤、毛巾用后应煮沸消毒。

➢ 药物治疗

◇ 用药前可用1%乳酸或0.5%的醋酸液清洗外阴。

◇ 甲硝唑200mg，放入阴道深部，每日一次，7～10日一个疗程。

◇ 雌三醇软膏，阴道上药，每晚一次，7天为一疗程；或结合雌激素软膏，阴道上药，每晚一次，7次为一疗程。注意在没有雌激素应用禁忌证的情况下应用。

◇ 症状改善后即可停药，或延长用药间隔时间，如每周1～2次。

◇ 乳腺癌或子宫内膜癌患者慎用雌激素制剂。

三、更年期张力性尿失禁的防治

（一）张力性尿失禁的诊断

1. 张力性尿失禁的表现

当咳嗽、喷嚏、大笑或体位突然改变时，由于腹压骤然上升，尿液不自主地外流。更年期妇女易发生张力性尿失禁，多因卵巢功能衰退，体内雌激素减少，致使尿道肌肉、尿道周围盆底组织萎缩的缘故。

2. 张力性尿失禁的分度

> 轻度：发生在咳嗽和打喷嚏时，至少每周发作两次。

> 中度：发生在走路快等日常活动中。

> 重度：在站立位时发生尿失禁。

（二）张力性尿失禁的非手术治疗

1. 及时治疗有关增加腹压的疾病，如便秘、慢性咳嗽等疾病。

2. 排尿训练

> 首先，白天可饮用足量的水，使膀胱能定时充盈，有尿意，为定时排尿创造条件。

> 其次，要养成定时排尿的习惯，一般白天可每隔2～3小时排尿一次，夜间每隔3小时排尿一次。在刚开始作排尿训练时，间隔时间可短些，以后

逐渐延长间隔时间。

> 在间隔期间，嘱患者养成忍尿习惯，不要不加控制地随便排尿。

> 膀胱即使不太充盈，也要定时排尿，为了训练膀胱括约肌的收缩力，可嘱其在每次排尿时的中途中断一下，然后继续排出。

3．行为训练

在患有尿失禁的老人中，对恢复生活自理缺乏信心者给予行为训练。鼓励患者增强信心，尽可能做到大小便自理，如自己就近在床边取便盆，或自己到厕所大小便，或用其他活动（如看电视）分散注意力，尽量淡化排尿感，拖延排尿时间等。利用以上行为训练，把精神状态尽可能调整至正常或接近正常状态。

4．骨盆底肌肉训练

仰卧位，吸气时稍抬起臀部，用力收缩骨盆底肌肉（如忍大小便一般），每次坚持10秒钟，呼气，放松10秒钟；再反复做，每天3遍（上午、中午、下午各一遍），每遍做15分钟左右；或者取坐位，用力收缩肛门，坚持10秒钟，然后放松10秒钟，反复进行20次；收缩时深吸气，放松时呼气，每天做3遍。

（三）张力性尿失禁的预防

1. 盆底锻炼。每日进行数次紧缩肛门及阴道的运动。

2. 每日进行仰卧起坐运动。

3. 平躺在床上进行快捷而有规律的伸缩双腿运动，每日2~3次。

4. 尽量蹲式排便，这样有利于骨盆底肌张力的维持或提高。

5. 避免烟、酒、咖啡因等易引发尿失禁的物质；饮食要清淡，多食含纤维素丰富的食物，防止因便秘而引起的腹压增高。

6. 平时不要憋尿，注意减肥等。

7. 早发现，早治疗。如果发现阴道有堵塞感，大小便或用力时有块状物突出外阴，阴道分泌物有异味或带血，排尿困难、不顺畅，尿频或失禁，腰酸、腹坠等症状，要及时就诊，防止盆腔器官脱垂。

四、更年期骨质疏松症的预防

1. 合理营养

➢ 增加食物中的钙含量：可适量增加奶制品、豆制品、干果、海产品、芝麻酱及蔬菜的摄入量。

➢ 补充钙剂：足够的钙可以抑制骨丢失的发生，绝经后的妇女肠钙吸收减少，尿钙排除增加，故需要补充钙剂；每天普通居民膳食钙摄入不足 500mg，应补充到 1 000~1 500mg。

2. 运动

➢ 适量规则运动，可以增加骨峰值、减少及延缓骨量丢失。

➢ 多进行户外运动可接受紫外线照射，促进皮肤合成维生素 D，有利于肠钙吸收。

➢ 跳跃运动是预防骨质疏松最简便、最实用而且有效的方法。每天坚持 50 次跳跃运动便能起到增加骨密度，防止骨质疏松的良好效果。但要在身体状况允许的情况下进行。

◇ 跳跃方法：找一块较为平坦的地方，周围没有障碍物或锐器，双足蹦起，上下跳跃。也可以用跳绳的方法或两者交替进行。

◇ 跳跃预防骨质疏松贵在坚持，坚持跳跃运动一年以上才能使骨密度增加。

3. 纠正不良生活习惯

➢ 戒烟

有吸烟习惯的妇女，绝经期的骨密度低于不吸烟者 5%~10%。同时吸烟者骨丢失增加，肠钙吸收减少，因此应提倡妇女戒烟。
- 戒酒

    摄入过多的酒精可影响肠道对脂肪、维生素D和钙剂的吸收，同时过量的酒精还直接作用于成骨细胞，抑制骨形成。
- 避免摄入过多的咖啡因

    咖啡、茶、可口可乐中含大量的咖啡因，摄入过多可增加尿钙的排出，还能轻度减弱肠钙吸收。如长期饮用咖啡，每日两杯以上，应同时注意补充钙剂，保证足够的钙摄入。

4. 避免使用诱发骨质疏松的药物

糖皮质激素、抗癫痫药物、甲状腺素及肝素等药物均可诱发骨质疏松，故应尽量避免长期使用。

5. 小剂量雌激素的应用

对有骨质疏松的危险人群，包括有骨质疏松家族史、钙摄入不足、大量吸烟、酗酒和饮浓咖啡、40岁以前绝经等，可在上级医院医生指导和监测下，进行小剂量雌激素疗法，以减少骨丢失，预防骨质疏松。

6. 预防骨折

老年人平衡能力差，容易跌倒，骨质疏松者往往引起骨折。因此，应避免在雨雪天外出，家中地面保持干燥，地板不要太滑，照明应足够，如有可能可用髋部护垫，最大限度地减少骨折的发生。

第四节 常见疾病的康复指导

一、乳腺癌的康复指导

1. 一般指导

➢ 乳癌根治术后两周伤口拆线后，可做：
　　◇ 上肢钟摆运动；
　　◇ 耸肩旋肩运动；
　　◇ 深呼吸运动；
　　◇ 双臂上举运动；
　　◇ 手指爬墙运动。

　每日训练3次，同时进行日常生活动作训练，训练时间半年到1年。

➢ 术后注意抬高患肢，加强患肢活动，特别是手指的活动，以促进血液循环。患肢进行向心性按摩，可以有效减轻水肿。

➢ 淋巴水肿较重时，可应用间断性气压袖套或穿弹性压力袖套。

➢ 避免在患侧的上肢进行静脉穿刺、输液和测量血压。
- ➢ 注意避免患肢被抓伤、虫咬、割伤、烫伤。
- ➢ 患肢避免重体力劳动,做容易损伤皮肤的家务劳动时要戴手套。
- ➢ 患者采用低盐饮食,尽可能减少水、钠潴留,必要时可考虑使用利尿剂。
- ➢ 患者可以选择佩戴假体乳房,或可以穿宽松的衣服掩盖畸形。

2. 心理康复指导

- ➢ 一旦患者的癌症诊断明确无误,可在恰当时机向患者提供诊断和治疗计划、预后等相关知识,引导其正确对待疾病,及时进入角色适应,树立接受治疗的信心。
- ➢ 教育家属积极配合,了解和消除患者的心理障碍。维护家人的亲热感情,消化"缺点",强调"好处",重建正常健康的家庭功能。
- ➢ 及时纠正患者对癌症的错误认识,一方面承认癌症的严重危害性,另一方面让患者相信,积极治疗和良好的心态可以战胜癌症。
- ➢ 情绪问题
    - ◇ 对于处于否认—怀疑期的患者,允许其在一段时间内采用否认、合理化等防御机制，逐渐接受严酷的事实。

◇ 对有意识克制自己情绪的患者，应帮助患者宣泄压抑的情绪，减轻紧张带来的痛苦。

3. 放松训练（暗示放松训练）

➢ 通过心理暗示的方式，使患者身心得到放松的训练。

➢ 房间温度适中、通风良好、光线柔和。

➢ 治疗者用平静、催眠似的语调，要求患者将思想轮流集中于身体某一部位。

➢ 要使某一肢体放松，先令患者设想其"很重"，并重复数次，直至该部位显示松弛。此时令患者抬起该肢体，但患者已无法移动它，似感觉它在漂浮一样，即达到松弛的目的，患者往往进入睡眠状态。

二、骨质疏松的康复指导

1. 运动疗法

各类运动中以直立位活动为好，如步行、登山、慢跑等，不宜进行腰背前屈性运动。

（1）背部牵伸性运动

对提高脊柱骨质密度，防止压缩性骨折，减少背痛有显著作用。
- 运动方法
  - ◇ 俯卧位，腹部垫一软枕，上身抬起。
  - ◇ 仰卧位，上身不动，两腿伸直抬高，以牵伸腰部。
  - ◇ 仰卧位，下身不动，两膝并拢屈曲，头抬高，以牵伸背部。
  - ◇ 坐位，腰伸直，屈肘于身体两侧，于吸气时两肘向后伸并夹脊柱。
- 上述各动作均应缓慢持续，反复10～20次，每天锻炼。

（2）握力训练

用握力器每日坚持握力训练30分钟以上，能防治腕关节、肩关节骨质疏松症。

（3）俯卧撑运动

俯卧撑运动能防治股关节、肩关节、腕关节、脊柱骨质疏松等。

2. 弹性腰围

使用弹性腰围既限制脊柱的过度屈伸，又使其能自如地侧弯及旋转，预防椎体出现压缩性骨折。

3. 饮食和营养调理
- 多食含钙和蛋白质丰富的食物及蔬菜、水果；

- 每日250g以上牛奶；
- 多食豆制品，戒烟酒。

4. 理疗
- 家庭浴盆热水浴可以改善局部微循环、消炎止痛；
- 冷敷可减轻局部炎性反应。

5. 康复教育

（1）静力性体位训练
- 教会骨质疏松患者在日常生活中保持正确的体位和姿势。
  - ◇ 坐或立位时伸直腰背，收缩腹肌、臀肌，增加腹压，吸气时扩胸伸背，坐直背靠椅；
  - ◇ 卧位时应平仰，低枕，尽量使背部伸直，坚持睡硬板床。

（2）步行锻炼
- 每日步行5 000步～10 000步为宜（2～3公里）；
- 骨质疏松患者扭身、持物、弯腰、下楼等动作时应注意安全。

第五节　育龄期妇女孕前指导

一、孕前保健实施时间

孕前保健至少应在计划受孕前4～6个月进行。

二、孕前保健内容

（一）孕前医学检查

1. 详细询问相关资料

> 双方年龄；
> 月经史；
> 婚育史；
> 家族史及遗传病史、疾病史、社会史；
> 药物及毒物接触史，双方有无职业毒害（生物、物理、化学等因素）；
> 有无环境污染；
> 生活及饮食习惯、是否养宠物、是否服用减肥药或保健药、健康状态等。

2. 体格检查

> 一般情况，营养情况，体重、身高（体重指数），呼吸、脉搏、血压，皮肤黏膜、毛发等。
> 系统性全身检查（包括生殖系统检查）。

3. 辅助检查

> 化验检查：
>   ◇ 血常规、血型（ABO 和 Rh 系统），尿常规。
>   ◇ 生化检查（了解肝肾功能、血糖、血脂及电解质等）。

- ◇ 甲乙丙肝抗原、抗体。
- ◇ 梅毒血清筛查。
- ◇ 根据个体需要进行 HIV、TORCH 等病毒筛查。
- ➢ 生殖道感染病原体检查：
  - ◇ 女性生殖道感染病原体检查滴虫、念珠菌、衣原体、细菌等。
  - ◇ 可疑时做淋菌检查。
  - ◇ 男性生殖道感染的病原体检查根据症状和体征而定。
- ➢ 根据服务对象的情况决定是否需要其他检查，必要时作 B 超、心电图、X 线、乳腺检查等。

（二）客观评价

结合检查结果，对服务对象进行客观评价，全面发现受孕前的危险因素。

1. 社会评估：根据社会资料、生活方式等判断有无影响自身及子代的危险因素。

2. 生育史评估：根据有无不孕、复发性流产、多次人工流产等评估对妊娠的可能影响。

3. 家族史评估：有无必要进行遗传学咨询。

4. 经济和心理评估：妊娠心理及经济的准备。

5. 营养评估：根据 BMI 及生化测定评估营养状况，评估饮食习惯是否科学。

6. 医疗评估：根据现有疾病状况、治疗方法、治疗药物等评估上述因素对妊娠的影响、妊娠对疾病的影响以及疾病对子代的影响。

（三）孕前医学指导

1. 对健康夫妇的生育指导

> 进行合理营养、生活方式、生活习惯及心理调适指导。

> 讨论避孕方法：一般应在停用长效口服避孕药后 6 个月再受孕，在此期间采用其他方法如屏障避孕法及安全期避孕法避孕。

> 选择受孕时机：
  ◇ 理想妊娠时间是在男女双方，尤其是女方身体、精神、心理、社会环境等方面均在较佳时期时。
  ◇ 25～29 岁为妇女的最佳生育年龄。
  ◇ 避免 18 岁以前及 35 岁以后过早或过晚生育。

> 预防子代先天缺陷：
  ◇ 避免可能影响的生物、化学、物理等危险因素及毒物的接触，包括电磁波辐射、装修污染等。
  ◇ 从孕前 3 个月开始补充叶酸，每日服用 0.4mg，直到孕后3个月。
- 孕前免疫：
  - ◇ 确定乙肝、风疹等的免疫状态。
  - ◇ 风疹疫苗注射后至少避孕3个月。
- 建议保存月经记录，及时发现妊娠及进行围生保健指导。
- 戒烟、不酗酒。

2. 对有危险因素夫妻的生育指导
- 重点进行合理营养、生活方式和生活习惯等指导。
  - ◇ 对不良生活习惯及行为进行干预、调整。
  - ◇ 对肥胖、超重、高胆固醇、高血糖等的个体重点进行合理平衡营养指导，嘱其运动降低体重，以减少妊娠期母胎的并发症。
- 密切监测此类人群中有关疾病的早期症状及体征。

3. 对已有生理、心理疾病夫妻的生育指导
建议转上级医院或专科咨询、诊治。

第六节 计划生育指导

一、妇女不同时期避孕方法的选择
节育措施的选择应在配偶双方均知情同意下进行。

（一）新婚期避孕措施

1. 婚后短期避孕：可口服短效避孕药（如妈富隆），待女方阴道易扩张后，采用安全套等外用避孕药具。

2. 婚后较长时间避孕：可用短效避孕药或安全套等外用避孕药具。

3. 再婚后不准备生育或婚后要求长时间避孕者，可选用宫内节育器。

4. 患终生不宜生育疾病的夫妇，最好采取绝育措施。

（二）育龄期避孕措施

1. 哺乳期妇女首选工具避孕，以安全套为主。

2. 无生育要求的育龄期妇女，无禁忌证情况下均可放置宫内节育器。

3. 健康的育龄期妇女均可选择药物避孕。

4. 大于 35 岁的吸烟妇女，不宜选用口服避孕药避孕。

5. 确无生育要求的育龄期妇女，也可选择绝育方法。

（三）更年期避孕措施

1. 在确定绝经前均应有避孕措施。

2. 更年期有功能性子宫出血、月经量过多、或有更年期症状又需要避孕的妇女,选择妈富隆或敏定偶。

3. 更年期性激素治疗不能代替口服避孕药,性激素治疗同时应有其他避孕措施。

4. 放置宫内节育器的妇女,确定绝经1年内,取出宫内节育器。

二、避孕方法指导

(一)安全套的使用

1. 安全套的作用

➢ 避孕作用;

➢ 防止性传播疾病的作用。

2. 安全套使用方法

➢ 使用前用吹气法检查安全套有无破损,如发现漏气则不能使用;

➢ 用前将安全套前端的贮精囊捏扁,把囊内的空气挤出;

➢ 将安全套由上向下展开,套在已勃起的阴茎上;

➢ 射精后阴茎不要长时间留在阴道内,应在阴茎未软缩之前,用手按住套口使阴茎连同安全套一起从阴道内抽出,以防阴茎软缩后安全套脱落在阴道内或精液从安全套口溢入阴道,致使避孕失败;

> 性交结束后检查安全套有无破裂,如有破裂应及时采取补救措施。
  ◇ 72小时内服用紧急避孕药;
  ◇ 或5天内放置宫内节育器。

3. 安全套使用过程中注意事项
> 选择型号合适的安全套,避免过大或过小;
> 注意在性交前戴套;
> 安全套不要反复使用;
> 安全套存放时不要接触樟脑和油脂润滑剂如凡士林、矿物油、软膏、眼膏、按摩油等,避免安全套暴露在高温、潮湿和阳光下;
> 对乳胶过敏者,可用温水清洗后,局部涂抗过敏软膏,并改用其他方法避孕。

4. 安全套的适应证
> 育龄期妇女性生活时无禁忌证者均可使用;
> 患有心、肝、肾等严重疾病而不能采用口服药物避孕者;
> 使用宫内节育器避孕出现严重不良反应不能继续采用者;
> 患有性传播疾病如衣原体和支原体感染、淋病、梅毒、尖锐湿疣等。

（二）避孕药

1. 短效避孕药及其用法

（1）短效避孕药

➢ 短效避孕药是目前应用最多、最广的一种避孕药，大多由雌激素和孕激素配伍组成；

➢ 主要作用是抑制排卵。

（2）短效避孕药的使用方法

➢ 单相/双相短效避孕药用法：

◇ 短效避孕药从月经周期的第5日开始服用，每晚服药1片，连服21～22日，不能间断；

◇ 若漏服，第二日晨应及时补服；

◇ 停药后2～3日发生撤药性出血；

◇ 如月经来潮，则于月经第5日再开始服下一周的药物；

◇ 若停药7日仍无月经来潮，仍可于第8日服用下一个周期的药物；

◇ 如果连续两个月无月经来潮，应查找原因。

➢ 左炔诺孕酮三相片用法：

三相片模拟正常月经周期激素水平的变化，将1个周期的不同雌、孕激素剂量服药日数分成3个阶段（三相），具体用法如下：

- ◇ 按顺序服用，每日1片，共21日；
- ◇ 首次服药从月经来潮第1日开始服用，第二周期后改为第3日开始；
- ◇ 若停药7日无撤药性出血，则自停药第8日开始服下周期药物。

2. 长效避孕药及其用法

（1）长效避孕药

- ➢ 由长效雌激素和人工合成的孕激素配制而成，其内的长效雌激素炔雌醚进入人体后储存于脂肪组织内，缓慢释放起长效避孕作用；
- ➢ 主要起抑制排卵作用。

（2）长效避孕药的使用方法

- ➢ 在月经来潮第5日服第一片，第10日服第2片，以后按第1次服药日期每月服1片；
- ➢ 或在月经来潮第5日服第1片，第25日服第2片，以后每隔28日服1片；
- ➢ 长效避孕药停药或改用其他药物时，应在最后一次月经周期第5日开始，服用短效口服避孕药3个周期，作为停用长效避孕药的过渡，以防止体内雌激素蓄积引起月经失调。

3. 服用避孕药的适应证

健康的生育年龄妇女无禁忌证者均可应用。

4. 服用避孕药的禁忌证

➢ 急、慢性肝炎或肾炎、严重心血管疾病、冠状动脉粥样硬化、高血压等重要器官病变；

➢ 各型血液病或血栓性疾病；

➢ 糖尿病、甲状腺功能亢进等内分泌疾病；

➢ 恶性肿瘤、癌前病变、子宫病变或乳房肿块患者；

➢ 月经稀少或年龄＞45岁者；

➢ 吸烟每日≥20支，特别是年龄＞35岁的妇女；

➢ 哺乳期、产后未满半年或月经未来潮者；

➢ 精神病患者及生活不能自理者。

5. 避孕药的不良反应

➢ 类早孕反应

◇ 常在服药第1～2周发生；

◇ 该反应与避孕药中雌激素刺激胃黏膜有关；

◇ 发生类早孕反应时，可在晚饭后或临睡前服药；

◇ 反应较重者可服维生素B_6，每次20mg，每日3次；仍无缓解者，可考虑更换避孕药，选择雌激素含量较少的药物。

➢ 阴道出血

- ◇ 服药期间出现持续点滴出血，或者如同月经量的突破性出血；
- ◇ 与漏服、晚服避孕药或者避孕药药效不足有关；
- ◇ 如阴道出血发生在月经周期的前半期，提示雌激素剂量不足，不能维持内膜的完整性而致，应每日加服炔雌醇1片，直至该周期结束；
- ◇ 如阴道出血发生在后半周期，为孕激素剂量不足，应每日加服避孕药1片；
- ◇ 若出血时间接近月经期或出血量多如月经时，均应立即停药，于出血第5天再服用下一周期药物。

➢ 月经过少或闭经
- ◇ 应当停用避孕药加用促排卵药物。

➢ 体重增加
- ◇ 雄激素引起食欲亢进；
- ◇ 雌激素引起水、钠潴留；
- ◇ 孕激素促进合成代谢可导致体重增加。

➢ 面部色素沉着：由雌激素引起。

6. 服用避孕药注意事项

➢ 发现漏服：

- ◇ 漏服 1 片，应立即补服，并照常服药；
- ◇ 服药 7 天内漏服 2～4 片，应尽快补服第一次漏服的药片后继续服药，在补服后的 7 天内使用其他避孕措施或禁性生活。
- ➤ 若同时服用抗生素、利福平、苯妥英钠等药物或发生呕吐、腹泻，应暂时改用其他避孕方法；
- ➤ 吸烟妇女服药前劝其戒烟；
- ➤ 服药期间定期检查；
- ➤ 避孕药避免受潮、变形、破损、裂隙，避免小孩误服；
- ➤ 如服用长效避孕药，应在停药半年后妊娠；
- ➤ 服药期间发现有下列症状，应停药检查：
  - ◇ 视力障碍、复视；
  - ◇ 下肢肿胀疼痛；
  - ◇ 右上腹疼痛、黄疸、肝功异常；
  - ◇ 高血压、心前区疼痛；
  - ◇ 原因不明的头痛、偏头痛；
  - ◇ 连续闭经 3 个月以上或怀疑妊娠。

（三）宫内节育器

1. 放置和取出宫内节育器应由持证的专业人员操作。

2. 术后 1、3、6 个月要随诊。术后 12 个月随诊后，改为每年随诊一次，直到停用。

3. 如有以下情况，随时就诊：

➢ 月经延迟有妊娠可能；

➢ 持续少量出血、严重出血或月经异常；

➢ 术后急性腹痛、发烧；

➢ 尾丝变长或尾丝脱落。

（四）紧急避孕及其方法

1. 紧急避孕

指在无避孕或避孕措施失败的情况下，几小时或几日内立即采用的、防止妊娠形成的短效补救措施。能阻止或延迟排卵，干扰受精或阻止着床。

2. 紧急避孕的方法

可以使用两类方法即激素类药物和带铜的宫内节育器。

➢ 激素类药物：

◇ 米非司酮：性交后 72 小时内服 1 片（10mg 或 25mg）；

◇ 左炔诺孕酮：性交后 72 小时内服 1 片（0.75mg），12 小时后重复 1 次；

◇ 雌孕激素复合制剂：性交后 72 小时内口服快

雌醇 0.1mg 和左炔诺孕酮 0.5mg，12 小时后重复 1 次。

➢ 带铜的宫内节育器

于性交后 120 小时内放置，并可将其留在子宫内，作为一种长期常规避孕方法。

3. 紧急避孕的适应证

➢ 避孕失败，包括避孕套破裂、滑脱，未能做到体外排精，错误计算安全期，漏服避孕药，宫内节育器脱落；

➢ 在性生活中未使用任何避孕方法；

➢ 遭到性暴力。

4. 紧急避孕的禁忌证

已确定怀孕的妇女。

5. 影响紧急避孕效果的因素

➢ 避孕效果与性交后至使用药物的间隔时间长短有关，性交后越早使用效果越好；

➢ 无防护性交的次数与药物避孕失败有关，服用紧急避孕药后再次发生无防护性交可能会增加避孕失败率。

6. 紧急避孕注意事项

➢ 服药后若全部吐出应补服 1 片；

> 月经延迟一周，应检查是否妊娠，确定是否紧急避孕失败；
> 月经来潮后应随诊，选择适宜的避孕措施；
> 紧急避孕药仅是一种临时措施，只能偶尔使用一次，不可作为常规方法使用。

三、避孕注意事项

1. 有心、肝、肾、内分泌等疾患者应选择屏障避孕。

2. 患有肺结核并长期服用利福平、异烟肼，不宜使用激素类药物避孕。

3. 生殖道感染者或月经量多、经期延长者，不宜放置宫内节育器。

4. 月经量少、闭经者不宜服用避孕药。

5. 月经周期不规则，不宜选择安全期避孕。

第七节 双向转诊

社区卫生服务机构与所在区域的上级综合医院建立安全、畅通、互利的双向转诊渠道和机制，以使有需要的患者及时得到专科医疗服务，避免延误病情；同时也使经上级医院治疗好转的患者能够顺利转回社区卫生服务机构，从而减轻综合医院的压力和患者的就医负担。

一、转诊原则

1. 确保患者的安全和有效治疗。

2. 尽量减轻患者的经济负担。

3. 最大限度地发挥社区医生和专科医生各自的优势和协同作用。

二、转出（社区卫生服务机构转向上级医院）

本规范涉及的转诊主要是在育龄期和更年期妇女健康评估中发现的问题，超出社区卫生服务机构的技术能力，社区医生要按照本规范要求给患者提出转诊建议，并协助患者转诊。患者转诊后社区医生要在规定时间内对患者进行随访，询问其在上级医院的就诊情况，并将上级医院转回的患者继续纳入相对应的人群管理。

三、转入（上级医院转转向社区卫生服务机构）

上级医院应将同时符合下列情况的患者转回社区医院，由社区医生对患者进行长期监测、随访和管理，以便减轻患者就医的各种花费和负担。

- ➢ 诊断明确，社区卫生服务机构有治疗能力；
- ➢ 治疗方案确定，治疗可在社区卫生服务机构进行；
- ➢ 临床情况已控制稳定、处于恢复期的患者，可在社区进行康复治疗。

第二章 社区妇女健康指导

第一节 月经期生理卫生指导

1. 保持经期外阴清洁，勤换内裤，每天用温开水清洗外阴。
2. 经期可以淋浴，不能坐浴、盆浴。
3. 使用消毒严格没有污染的经期卫生用品。
4. 注意经期饮食：
   - 经期应少吃过冷寒凉及辛辣刺激性食物，以免引起痛经、经期延长等问题。
   - 多吃蔬菜、水果，保持大便通畅。
   - 适当进食豆类、鱼类、瘦肉等高蛋白食物，以补充机体消耗。
5. 经期注意保暖，不要淋雨、坐湿地、涉水、游泳、洗冷水澡等。
6. 避免重体力劳动和剧烈运动，可进行低强度和伸展活动较多的运动，运动时间控制在30~45分钟为宜。

7. 经期尽量避免性生活。

8. 尽量不要选择在经期进行妇科检查或拔牙。

9. 调节情绪，保持精神愉快，保证充足的睡眠。

第二节 乳房保健

1. 乳房一般保健

➢ 适当运动、形体锻炼，乳房按摩；

➢ 保持乳房清洁卫生；

➢ 佩带合适胸罩。

适宜胸罩不仅美观、还可防止乳房下垂，同时可保护乳房在从事劳动和运动时避免过多的震动和损伤以及保证乳房通畅的血液循环。

2. 防癌检查

自生育年龄开始每月应进行一次乳腺自查；一般妇女40岁以下每1~3年做一次乳腺临床检查，40~60岁应每年做一次乳腺X线检查和临床检查。

第三节 社区更年期妇女保健指导

一、营养指导

1. 更年期女性营养特点

更年期妇女，由于卵巢功能紊乱以及胃肠道功能和肝肾功能的退行性改变，使营养物质的摄入、吸收均不足，若此时没有良好的营养饮食行为，则不能满足机体对能量和营养素的需要，很容易发生疾病。因此，更年期妇女要注意自己调理及饮食安排。

2. 更年期女性的合理膳食原则

➢ 食物多样、谷类为主
  ◇ 每天的主食量包括面粉、大米、玉米粉、小麦、高粱等的总和约需6两～1斤。

➢ 多吃蔬菜、水果和薯类
  ◇ 每天吃蔬菜3种以上，总量约8两～1斤，水果2～4两，蔬菜和水果不能相互替代。
  ◇ 每周吃2～3次薯类，每次4两左右。

➢ 常吃奶类、豆类或其制品
  ◇ 每天可喝鲜奶半斤（1袋）或奶粉半两（1小袋）。
  ◇ 豆类或其制品1～1.5两。

➢ 经常吃适量鱼、禽、蛋、瘦肉，少吃肥肉和荤油
  ◇ 每天吃畜、禽肉类共1～2两，重量按屠宰清洗后的重量来计算。
  ◇ 鱼、虾及其他水产品含脂肪很低，有条件可以

吃1两或多吃一些，这类食物的重量按购买时的鲜重计算。

◇ 蛋类含胆固醇相当高，一般每周吃2～3个为好。

◇ 每天做饭、炒菜等的用油不超过半两。

➢ 吃清淡少盐的膳食

◇ 吃清淡膳食有利于健康，不要太油腻，不要太咸，不要吃过多的动物性食物和油炸、烟熏食物。

◇ 要少吃刺激性食物，如浓茶、咖啡、酒、辛辣食品等。

➢ 如饮酒应限量

◇ 不要酗酒，若饮酒可少量饮用低度酒，每天不要超过2两低度白酒。

➢ 吃清洁卫生、不变质的食物

◇ 在选购食物时应当选择外观好，没有泥污、杂质，没有变色、变味的食物。

◇ 进餐要注意卫生条件，包括进餐环境、餐具和供餐者的健康卫生状况。

◇ 集体用餐时最好是分餐制，减少疾病传染的机会。

> 食量与体力活动要平衡，保持适宜体重，避免盲目节食
  ◇ 三餐分配要合理，一般早、中、晚餐的能量分配比例为 3：4：3。
  ◇ 绝不能为了减肥而放弃早餐。
  ◇ 若体重超重，需要减体重时，正确的做法应是：
    ✓ 在原来每餐重量的基础上各餐减去 5% 左右。
    ✓ 不能仅减主食，各种食物要按比例减。
    ✓ 循序渐进，一般以一周或更长时间为一个台阶，一台阶一台阶向下减，以不感觉到不适、不影响工作为原则，直到达到适宜体重。

3. 灵活运用合理膳食原则
> 确定你自己的食物需要
  ◇ 每日膳食中应当包含上述合理膳食原则中提到的各类食物和数量。

    日常生活无需每天都样样照着"原则"吃。例如烧鱼比较麻烦就不一定每天都吃 1 两鱼，可以改成每周吃 2~3 次鱼、每次 3~4 两较为切实可行。实际上平日喜吃鱼的多吃些

鱼、愿吃鸡的多吃些鸡都无防碍，重要的是一定要经常遵循各类食物的大体比例。
- ◇ 适当多选择豆制品，尤其是黄豆类食品。
- ◇ 增加活动量，多晒太阳。
- ◇ 少吃肥肉、荤油。

> 同类互换，调配丰富多彩的膳食
- ◇ 同类互换：以粮换粮、以豆换豆、以肉换肉，例如：
    - ✓ 大米可与面粉或杂粮互换，馒头可以和相应量的面条、烙饼、面包等互换；
    - ✓ 大豆可与相当量的豆制品或杂豆类互换；
    - ✓ 瘦猪肉可与相当量的鸡、鸭、牛、羊、兔肉互换；
    - ✓ 鱼可与虾、蟹等水产品互换；
    - ✓ 牛奶可与羊奶、酸奶、奶粉等互换。

更多的食品同类互换见本节表2.1至表2.6。

- ◇ 同类互换可全量互换：即全换成相当量的豆浆或豆腐，今天喝豆浆、明天吃豆腐。
- ◇ 同类互换也可分量互换，如1/3换豆浆、1/3换腐竹、1/3换豆腐；早餐喝豆浆、中餐吃凉拌腐竹、晚餐再喝碗酸辣豆腐汤。

- 重视营养，合理补钙，防治骨质疏松症
  - 首选碳酸钙。
  - 选择补钙剂时主要取决于钙的含量和价格。
    - 碳酸钙含钙量 40%
    - 醋酸钙含 29%
    - 柠檬酸钙含 21%
    - 磷酸氢钙含 15.9%
    - 乳酸钙含 13%
    - 葡萄糖酸钙含 8.9%
    - 活性钙虽含钙高达 50%，但其碱性太大，对胃有刺激，勿常食用。
  - 选择除钙元素含量高还要溶解度好，口味佳的产品，而且一定是经过卫生部或食品药品管理局批准的正式产品。
- 重视早餐，养成良好的饮食行为习惯
  - 避免暴饮暴食。
  - 不要节食。

更年期妇女一日食谱举例

餐次	食物名称	食物原料及用量	餐次	食物名称	食物原料及用量
早餐	小米粥	小米 25g	晚餐	馒头	面粉 100g
	花卷	面粉 50g		葱爆羊肉	羊肉 50g
	茶鸡蛋	1 个			大葱 25g
午餐	米饭	大米 100g		素拌菠菜	菠菜 200g
	肉末炒豆腐	肥瘦猪肉 25g			芝麻酱 10g
		豆腐 100g		丝瓜汤	丝瓜 25g
	肉丝炒芹菜	瘦猪肉 25g			面筋 20g
		芹菜 150g			
	虾皮黄瓜汤	黄瓜 50g	全日烹调用油		25g
		紫菜 2g			
		虾皮 8g			

注：50g＝1 两

食品同类互换表（表 2.1 至表 2.6）

说明：食品同类互换表是将食物按照来源、性质分成几类，同类食物在一定重量内所含的蛋白质、脂肪、碳水化合物和能量相近，不同类食物间所提供的能量也是相同的。所有食物均指可食部分，即去除皮、籽、核、骨头等后的净重。

表 2.1　食品同类互换——主食类（谷类、米面类）

重量（g）	食物举例
25	大米、籼米、小米、卷面、干玉米、绿豆、赤豆、芸豆、银耳、苏打饼干、面粉、通心粉、荞麦面、干粉条、藕粉
30	切面
35	淡馒头
38	咸面包
125	山药、土豆、藕、芋艿
150	荸荠
300	凉粉

表 2.2 食品同类互换——蔬菜类

重量（g）	食物举例
500	白菜、青菜、鸡毛菜、菠菜、芹菜、韭菜、莴笋、西葫芦、冬瓜、黄瓜、苦瓜、茄子、番茄、绿豆芽、花菜、鲜蘑菇、金瓜、菜瓜、竹笋、鲜海带
350	马兰头、油菜、南瓜、甜椒、萝卜、茭白、豆苗、丝瓜
250	荷兰豆、扁豆、豇豆、四季豆、西兰花
200	蒜苗、胡萝卜、洋葱
100	豌豆

表 2.3 食品同类互换——水果类

重量（g）	食物举例
750	西瓜
300	草莓、杨桃
250	鸭梨、杏、柠檬
225	柚、枇杷
200	橙、橘子、苹果、猕猴桃、菠萝、李子、桃子、樱桃
125	柿子、鲜荔枝
100	鲜枣

表 2.4 食品同类互换——乳类（含乳或豆类）

重量	食物举例
15g	全脂奶粉
20g	豆浆粉、干黄豆
25g	脱脂奶粉
100ml	酸牛奶、淡全脂牛奶
200ml	豆浆

表 2.5 食品同类互换——鱼肉类（含豆制品）

重量（g）	食物举例
15	猪肋条肉
20	太仓肉松、瘦香肠
25	瘦猪肉、猪大排、猪肝、猪小排
50	鸡肉、鸭肉、瘦牛肉、瘦羊肉、猪舌、鸽子肉、鲳鱼、鲢鱼、豆腐干、香干
55	鸡蛋、鸭蛋（中等大小）
70	猪肚、猪心
75	黄鱼、带鱼、鲫鱼、青鱼、青蟹
100	鹌鹑、河虾、牡蛎、蛤蜊肉、兔肉、淡菜、目鱼、鱿鱼、老豆腐
200	河蚌、蚬子、豆腐、豆腐脑

表 2.6 食品同类互换——油脂类

重量（g）	食物举例
9	豆油、菜油、麻油、花生油
12	核桃仁
15	花生米、杏仁、芝麻酱、松子
30	葵花子、南瓜子

二、运动处方

1. 运动的原则

选择适合更年期生理特点的运动项目和运动量。更年期妇女要了解自身的健康状况，在确保安全的前提下掌握适宜的运动量，循序渐进。

2. 适宜的运动量

（1）运动频率和强度

➢ 一般在锻炼后 5~10 分钟内，身体能恢复到平常呼吸、心率的水平；次日起床后无疲乏感，说明运动强度适当。

➢ 如果身体不能恢复到正常呼吸、心率的水平，次日起床后仍感到疲乏，则说明运动强度过大，需要重新调整运动的强度。

➢ 运动的频度和强度不够，就不能达到有氧锻炼的目的。

（2）锻炼指标参考

➢ 锻炼频度：每周至少锻炼 3 次。

➢ 锻炼强度：运动时心率达到最大安全心率的 60%~70%。

  ◇ 最大安全运动心率的简单算法：最大安全运动心率＝220－年龄

  ◇ 锻炼时心率的测量方法：每分钟心率＝15 秒脉搏数×4

➢ 锻炼持续时间：平均每次至少锻炼 30 分钟，达到身体出汗。

三、个人卫生指导

1. 培养良好的生活习惯，规律睡眠

更年期妇女每天要保持 7～8 小时睡眠时间，避免熬夜工作。

2. 避免吸烟和大量饮酒

3. 维持正常的体重

➢ 保持正常的体态，计算体质指数衡量身体是否符合标准。公式如下：

$$体质指数（BMI）＝体重（kg）/身高^2（m^2）$$

根据卫生部健康指南建议：

$$18.5 \leqslant BMI \leqslant 23.9 \text{ 为体重正常；}$$
$$BMI < 18.5 \text{ 为体重过低；}$$
$$24 \leqslant BMI \leqslant 27.9 \text{ 为超重；}$$
$$BMI \geqslant 28 \text{ 为肥胖。}$$

➢ 如体重超过标准，就应调整饮食结构，增加运动量。

➢ 对不明原因的消瘦要引起重视，寻找原因。

4. 注意个人卫生

➢ 特别要保持外阴清洁，勤换内裤，预防阴道炎及泌尿系感染。
- ➢ 尽量穿宽松的衣服，内衣以纯棉为主。

5. 重视阴道异常出血

出现阴道异常出血情况，尽快就医。

四、性保健指导

1. 重视性保健教育
- ➢ 性行为并不随着绝经而停止，而是和机体的其他系统一样，是逐渐衰退的过程。
- ➢ 更年期有性要求是一种正常的生理现象。
- ➢ 绝经后妇女继续保持性要求，维持适当的性生活，可以延缓生殖器官萎缩，有助于防止机体的老化。可以适当进行局部雌激素治疗或使用阴道润滑剂，以防止性交疼痛。
- ➢ 如出现问题，应当尽早咨询专科医生。

2. 预防泌尿生殖道感染
- ➢ 绝经后阴道酸度降低，抵御细菌能力下降，阴道内细菌容易滋生繁殖，故更年期夫妇性生活前后应清洗外阴，保持外阴清洁，防止泌尿生殖道感染。

3. 锻炼耻骨尾骨肌
- ➢ 每天做约10分钟的收缩（憋尿动作）练习。从开始时收缩 3 秒、放松 3 秒，逐渐延长到收缩 10 秒、放松 10 秒，再练习快速、短促地抽动耻骨尾骨肌，持续数分钟。

五、心理卫生指导

1. 自我认同

➢ 更年期的变化是正常的生理现象，是生命活动的客观规律。

➢ 更年期不是疾病和身体衰弱的代名词，而是一个年龄段。我国妇女平均绝经年龄在 45~55 岁。而更年期妇女出现的各种反应也多在这一年龄段，过了这一年龄往往逐渐缓解。

➢ 应该坦然面对，抛弃焦虑和抑郁等精神负担，以平稳而坚定的心理对待生活和工作。

2. 要使精神有所寄托

引导妇女把精力寄托在事业和爱好上，积极参与社会公益活动，有意识地充实生活，拓宽自己的生活圈子，扩大自己的兴趣爱好，学会自得其乐。更年期妇女可在工作和家务之余，去参加各种各样的活动，如插花、编织、种花、裁剪、旅游、烹调。离退休后要寻找新的生活内容，不要把自己关在家中，要生活在集体友爱之中。这些活动不仅可以增加生活情趣，增进身心健康，还能保持良好的大脑功能，增加机体的应急反应，调节食欲和睡眠，对预防更年期抑郁症也大有益处。

3. 坚持学习思考

更年期后要保持强烈的求知欲望，不断地学习和思考。脑力劳动不仅可以改善脑血流，防止大脑发生"失用性萎缩"。而且可以了解社会，开阔视野，增加生活的乐趣。

4. 保持心情舒畅，学会倾诉和交流，正确处理人际关系

➢ 学会倾诉和交流

◇ 更年期妇女常常出现易怒、焦虑、抑郁等情绪，要学会向家人、朋友、医生等倾诉，与他们分享欢乐，排解忧愁，使自己的心理得到一种慰藉，减轻一些压力。

◇ 听听音乐；到大自然中去，感受清新和绿色；欣赏琳琅满目的商品，与自己喜欢的物品交流。

➢ 克制消极情绪

要善于克制一些消极情绪，培养乐观、开朗的性格，以宽容、豁达的态度来对待不称心的人和事，保持良好的人际关系。

5. 正确对待突发事件

丧偶、亲人离别、患病等突发事件对更年期这一阶段的妇女来说是经常要面对的问题，遇到这类事件的时候，要尽量保持镇静，以自身健康为重，切不可忧心如焚，不思后果，从而诱发或加重更年期精神疾病。

六、健康状况自我监测

1. 健康自我评定

按照世界卫生组织提出了身体健康和心理健康的衡量标准，即"五快"和"三良好"进行自我评价。

> 五快
>   ◇ 食得快（胃口好、吃得迅速、不挑食）；
>   ◇ 便得快（大小便轻松自如、感觉良好）；
>   ◇ 睡得快（入睡迅速、睡眠较深、醒后头脑清醒、精神爽）；
>   ◇ 说得快（说话流利、表达正确、合乎逻辑）；
>   ◇ 走得快（步伐轻快、转体敏捷、行动自如）。

> 三良好
>   ◇ 良好的个性（性格温和、意志坚强、感情丰富、胸怀坦荡、心境达观）；
>   ◇ 良好的处世能力（沉浮自如、观察问题客观、有自控能力、能应付复杂环境、对事务的变迁

保持良好的情绪、有知足感）；

◇ 良好的人际关系（待人宽厚、珍惜友情、不吹毛求疵、不过分计较、助人为乐、与人为善）。

2. 记录月经卡

更年期妇女绝经前记录好月经卡，可及时发现月经失调。绝经后出现阴道流血、白带异常等都是妇科疾病的症状，应及时就医。

3. 乳房自我检查（见本章第一节）

附件 相关记录表

姓名：　　　　　　　　　　　　　　　　　编号□□-□□□□

表1 个人一般情况表

姓　名		性　别	1男 2女 □	出生日期	□□□□□□□□
身份证号			工作单位		
家庭电话		联系人姓名		联系人电话	
常住类型	1户籍　2非户籍　　　　　　　□		民　族	1汉族 2少数民族_____	□
血　型	1 A型　2 B型　3 O型　　4 AB型 / Rh 阴性：1否　2是				□/□
文化程度	1文盲及半文盲　2小学　3初中　4高中　5中专　6大专及以上　7不详				□
职　业	1工人　2离退休者　3专业技术人员　4行政管理者　5办事人员 6军人 7企业家 8商业服务业员工　9学生　10其他_____				□
婚姻状况	1已婚　2未婚　3离婚　4丧偶　5分居				□
医疗费用 支付方式	1全公费　2部分公费　3城镇职工医疗保险　4城镇居民医疗保险 5商业医疗保险　6新型农村合作医疗　7贫困救助　8全自费　9其他____				□/□
药物过敏史	1无　有：2青霉素　3磺胺　4链霉素　5其他_____				□/□
暴露史	1无　有：2化学品　　　3毒物_____　　　4射线				□
既 往 史	疾病	1高血压　2糖尿病　3冠心病　4恶性肿瘤　5脑卒中　6 COPD　7结核病 8精神分裂症　9肝炎　10其他_____ □确诊时间　　年　　月/□确诊时间　　年　　月/□确诊时间　　年　　月 □确诊时间　　年　　月/□确诊时间　　年　　月/□确诊时间　　年　　月			
	手术	1无　2有：名称1_____时间____/名称2_____时间____			□
	外伤	1无　2有：名称1_____时间____/名称2_____时间____			□
	输血	1无　2有：原因1_____时间____/原因2_____时间____			□
家族史	父　亲	□/□/□/□/□		母　亲	□/□/□/□/□
	兄弟姐妹	□/□/□/□/□		子　女	□/□/□/□/□
	1高血压　2糖尿病　3冠心病　4恶性肿瘤　5过敏症　6精神分裂症 7结核病　8肝炎　9脑卒中　10先天畸形　11其他				
遗传病史	1无　2有：疾病名称_____				□
有无残疾	1无残疾　2听力残疾　3言语残疾　4肢体残疾 5智力残疾　6视力残疾　7精神残疾　残疾证号_____				□/□/□

注：同《社区居民健康档案》表1

填表说明

1. 性别：如果两性畸形，选择显性的那个性别。
2. 出生日期：根据居民身份证的出生日期填写。按照年（4位）、月（2位）、日（2位）顺序填写，如19490101。
3. 身份证号：需如实、完整填写。
4. 工作单位：应填写目前所在工作单位的全称。离退休者填写最后工作单位的全称；下岗待业或无工作经历者须具体注明。
5. 家庭电话：填写家庭固定电话。
6. 联系人姓名：指紧急情况联系人。这里要求填写与建档对象关系紧密的亲友姓名，该联系人应为当遇特殊情况或紧急情况无法与建档对象直接沟通而急需建档对象亲友提供帮助时，确实可以取得联系并能提供帮助的人。
7. 联系人电话：填写确实能够及时、有效取得联系的电话号码。
8. 常住类型：常住人口指在本社区居住生活半年以上者。
9. 民族：少数民族应填写全称，如彝族、回族等。
10. 血型：在前一个"□"内填写与ABO血型对应编号的数字；在后一个"□"内填写是否为"Rh阴性"。
11. 文化程度：填写内容包括"文盲/半文盲/小学/初中/高中/中专/大专及以上，不详"。

文化程度指截至建档时间止，本人接受国内外教育所取得的最高学历或现有水平所相当的学历（参见 GB-4658-84）。其中：

（1）文盲或半文盲：不识字或识字不足1500个，不能阅读通俗书报，不能写便条者。

（2）小学：小学毕业、肄业及在校学生，还包括未上小学，但识字1500个以上，能阅读通俗书报，能写便条，达到扫盲标准者。

(3) 初中：初中毕业、肄业及在校学生，技工学校相当于初中者填初中。

(4) 高中：普通高中毕业、肄业及在校学生。

(5) 中专：职业高中毕业、肄业及在校学生，技工学校相当于高中者填中专。

(6) 大专及以上：专科学生或相当于专科的电视大学，厂办大学等学校毕业或肄业及在校学生；大学本科、硕士、博士毕业、肄业及在校学生。

12. 职业：

(1) 工人：指在第二产业（制造业、建筑业等）中从事体力、半体力劳动的生产工人及相关人员。

(2) 离退休人员：指已经离休和退休的干部、职工和依靠领取退休金生活的人员。

(3) 专业技术人员：指专门从事各种专业性工作和科学技术工作的人员。

(4) 行政管理人员：指在党政机关、企事业单位具有行政管理职权的领导干部，一般包括各类机构的中层及以上管理干部。

(5) 办事人员：指协助部门负责人处理日常行政事务的专职办公人员，包括科级以下公务员、企事业单位的一般管理人员和非专业性办事人员等。

(6) 军人：指现役军人。

(7) 企业家：指大中型企业高层管理人员和拥有一定数量的私人资本或固定资产并进行投资以获取利润的私营企业主（一般包括所有雇工在8人以上的私营企业的业主）。

(8) 商业服务业员工：指在商业和服务行业中从事非专业性的、非体力的或体力劳动的人员。

(9) 学生：指在校的大、中、小学学生。

(10) 其他：指未归入上述职业类别者。

13. 婚姻:
(1) 已婚: 指在婚者,包括曾离婚或丧偶现已再婚的人。
(2) 未婚: 指建档之前从未结过婚的人。
(3) 离婚: 指建档时已与配偶解除婚姻关系,且未再婚的人。
(4) 丧偶: 指配偶去世未再婚的人。
(5) 分居: 虽未与配偶解除婚姻关系,但已分居且无夫妻生活者。

14. 医疗费用支付方式: 填写内容包括"全公费/部分公费/城镇职工医疗保险/城镇居民医疗保险/商业医疗保险/新型农村合作医疗/贫困救助/全自费/其他"等,可以多选。

15. 药物过敏史: 药物过敏主要指青霉素、磺胺或者链霉素过敏,如有其他药物过敏,请在其他栏中写明名称。项目可以多选。

16. 暴露史: 指化学品、毒物或射线接触史,如有,需填写具体化学品、毒物、射线名或填不详。

17. 既往史: 包括疾病史、手术史、外伤史和输血史。

(1) 疾病史: 填写现在和过去曾经患过的某种疾病,包括建档时还未治愈的慢性疾患或某些反复发作的疾病,疾病名称按照"《社区居民健康档案》中附件二社区常见疾病编码"统一编码,并写明确诊时间。对于经医疗单位明确诊断的疾病都应以一级及以上级别医院的正式诊断为依据,有病史卡的以卡上的疾病名称为准,没有病史卡的应有证据证明是经过医院明确诊断的。疾病史可以多选。

(2) 手术史: 填写曾经接受过的手术治疗,应填写具体手术名称和手术时间。

(3) 外伤史: 填写曾经发生的后果比较严重的外伤经历,包括扭伤、挫伤、撞击伤等。应填写具体外伤名称和发生时间。

(4) 输血史: 填写曾经接受过的输血,应填写具体输血原因和发生时间。

18. **家族史**：指直系亲属（兄弟姐妹、父母、祖/外祖父母）中是否患过所列出的具有遗传性或遗传倾向的疾病或症状。有则选择具体病名，没有列出的请在其他一栏中写明。并将不同辈分所患疾病填写在相应辈分的后面。家族史可以多选。

19. **遗传病史**：如有，请写明疾病名称。

20. **有无残疾**：项目可以多选，并在"□"内填写残疾类型的编号。如有民政部门核发的残疾证，请填写残疾证编号。

姓名： 编号□□-□□□□□

表2 妇女健康管理年检表（　　年度）

表2.1 健康检查表

年检日期			责任医生			
内容	检 查 项 目					
症状	1头痛 2头晕 3心悸 4胸闷 5胸痛 6慢性咳嗽 7咳痰 8呼吸困难 9多饮 10多尿 11体重下降 12乏力 13关节肿痛 14视物模糊 15手脚麻木 16消瘦 17尿痛 18便秘 19腹泻 20恶心呕吐 21眼花 22耳鸣 23其他　　　　　　□/□/□/□/□/□					
一般状况	体温	℃	脉搏			次/分
	呼吸	次/分	血压	左侧	/	mmHg
				右侧	/	mmHg
	身高	cm	体重			kg
	腰围	cm	ＢＭＩ			kg/m²
	老年人认知功能	1粗筛阴性　2粗筛阳性 3简易智力状态检查量表，总分＿＿＿＿				□/□
	老年人情感状态	1粗筛阴性　2粗筛阳性 3老年人抑郁评分检查，总分＿＿＿＿				□/□
	生活质量	SF36评分＿＿＿＿				
脏器功能	视力	左眼＿＿＿　　右眼＿＿＿ （矫正视力：左眼＿＿＿　右眼＿＿＿）				
	听力	1听见　2听不清或无法听见（耳鼻喉科专科就诊）				□
	运动功能	1可顺利完成 2无法独立完成其中任何一个动作(上级医院就诊)				
查体	皮肤、巩膜	1正常 2黄染 3苍白				□
	淋巴结	1未触及　2锁骨上　3腋窝　4其他＿＿＿＿				□
	肺	桶状胸：1否　　2是 呼吸音：1正常　2异常＿＿＿＿ 啰音：1干啰音　2湿啰音				□ □ □
	心脏	心率＿＿＿＿次/分　　心律：1齐　2不齐　3绝对不齐 杂音：1无　2有＿＿＿＿				□ □
	腹部	压痛：1无　2有＿＿＿＿ 包块：1无　2有＿＿＿＿ 肝大：1无　2有＿＿＿＿ 脾大：1无　2有＿＿＿＿ 移动性浊音：1无　2有＿＿＿＿				□ □ □ □ □
	下肢水肿	1无　2单侧　3双侧不对称　4双侧对称				□
	肛门指诊	1正常　2触痛　3包块　4其他＿＿＿＿				□
	其他					

续表

一般人群检查辅助检查	血常规	Hb ___ g/L WBC ___ /L PLT ___ /L 其他 ___	
	尿常规	尿蛋白___ 尿糖___ 尿酮体___ 尿潜血___ 其他	
	大便潜血	1 阴性 2 阳性（见大肠癌筛查）	□
	肝功能	ALT ___ U/L, AST ___ U/L, ALB ___ g/L, TBIL ___ μmol/L, DBIL ___ μmol/L	
	肾功能	Scr ___ μmol/L, BUN ___ mmol/L	
	血脂 mmol/L	CHO ___ , TG ___ , LDL-C ___ , HDL-C ___	
	空腹血糖	___ mmol/L HBsAg 1 阴性 2 阳性	□
	眼 底	1 正常 2 异常 ___	□
	心电图	1 正常 2 异常 ___	□
	胸 片	1 正常 2 异常 ___	□
	其 他		

特殊人群检查				
	糖尿病	足背动脉搏动	1 有 2 无	□
		糖化血红蛋白	___ % 空腹血糖 ___ mmol/L	
	高血压	血生化	K⁺ ___ Na⁺ ___	
	COPD	症状	咳嗽	0 分：无咳嗽 1 分：轻度（间断咳嗽，不影响正常工作和生活） 2 分：中度（介于轻度与重度之间） 3 分：重度（昼夜频繁咳嗽或连续咳嗽，影响工作和睡眠）	□
			咯痰	0 分：无痰 1 分：少（昼夜咳痰量 <10ml） 2 分：中（昼夜咳痰量 10~50ml） 3 分：多（昼夜咳痰量 >50ml）	
			呼吸困难	0 分：剧烈运动（如跑步）时感气短 1 分：快步走或上楼时感气短 2 分：平地正常速度行走 100 米感气短 3 分：日常活动（如穿衣、起床）感气短 4 分：静息状态下感气短	□
		查体	口唇紫绀	1 无 2 有	□
			颈静脉	1 正常 2 怒张	□
			哮鸣音	0 分：无哮鸣音 1 分：少（偶闻或仅在咳嗽、深呼吸时可闻少量哮鸣音） 2 分：中（双肺可闻散在哮鸣音） 3 分：多（双肺满布哮鸣音）	□
		其他	6 分钟步行距离	___ 米（稳定期患者）	
			血氧饱和度*	SaO₂ ___ %	
			肺功能*	FEV1/FVC ___ %，FEV1 ___ %	
			COPD 患者生活质量	SGRQ 评分 ___	

＊不是必须填写项目，如果患者有本年度上级医院检查结果请填写。

注：同《社区居民健康档案》表 3.1.1

姓名：　　　　　　　　　　　　　　编号□□-□□□□□

表2.2　妇女健康检查表

年检日期						责任医生		
内容		检查项目						
症状		1外阴瘙痒 2白带异常 3触血 4下腹不适 5情绪改变 6潮热出汗 7月经不规律 8失眠 9乳房痛 10乳腺肿块 11乳腺异常泌乳 12其他　　　　　　□/□/□/□/□						
既往史	月经史	初潮年龄		岁	月经周期		行经天数	天
		月经量	1量多 2正常 3量少　　　□				痛经	1无 2有 □
		绝经	1否 2是 □	绝经年龄			手术绝经	1否 2是 □
		子宫或附件切除	1否 2是 □	年 月	绝经后阴道出血			1否 2是 □
		白带情况						
	生育史	避孕方式	1无 2避孕药 3避孕环 4工具 5安全期 6绝育手术　　□/□/□					
		妊娠次数		生育次数			剖宫产次数	
		流产次数	自然流产　　次/人工流产　　次				引产次数	
		死胎	1无 2有 □	死产	1无 2有 □		产褥感染	1无 2有 □
		妊娠高血压	1无 2不清楚 3有（最高血压				其他并发	）
		妊娠糖尿病	1无 2有 □	其他合并症	1无 2有 □		巨大儿	1无 2有 □
	疾病史	乳腺癌	1无 2有（确诊时间		治疗方法			）□
		触血	1无 2有					□
		宫颈癌	1无 2有（确诊时间		治疗方法			）□
妇科手术史		1无 2有（名称		时间		）		□
乳癌家族史		1无 2有（亲属关系　　　　　　亲属　患病时年龄　　岁）						
查体	乳腺	乳房痛	1无 2有	□	乳腺增生		1无 2有	□
		乳腺结节	1无 2有：大小					□
		异常泌乳	1无 2有					□
	外阴	1正常 2异常（					）	
	阴道	1正常 2异常（					）	
	宫颈	1正常 2异常（					）	
	子宫	1正常 2异常（					）	
	附件	1正常 2异常（					）	
辅助检查	阴道分泌物镜检	1正常 2异常（					）	□
	宫颈刮片	巴氏涂片		级				
	乳房钼靶X线							
	其他							
Kupperma评分			抑郁评分			焦虑评分		
妇科用药情况	药物1				用法			
	药物2				用法			
	药物3				用法			
	药物4				用法			

注：同《社区居民健康档案》表3.2.1.1

姓名：　　　　　　　　　　　　　编号□□-□□□□□

表2.3 生活方式及疾病用药情况表

年检日期						
责任医生						

内容	检 查 项 目					
生活行为习惯	体育锻炼	锻炼频率	1每天　2每周一次以上　3偶尔　4不锻炼			□
		每次锻炼时间	分钟	坚持锻炼时间		年
		锻炼方式				
	饮食习惯		1荤素均衡　2荤食为主　3素食为主　4嗜盐　5嗜油　6嗜糖			□/□/□
	吸烟史	是否吸烟	1从不吸烟　2过去吸，已戒烟　3吸烟			□
		开始吸烟时间	岁	戒烟时间		岁
		吸烟量	平均每天吸烟____支			
	饮酒史	饮酒频率	1从不　2偶尔　3经常　4每天			□
		是否戒酒	1未戒酒　2已戒酒，戒酒时间____岁			□
		开始饮酒时间	岁	是否醉酒	1否　2是	
		饮酒量	平均每次饮酒____两			
		主要饮酒品种	1白酒　2啤酒　3红酒　4黄酒			□/□
	生活方式	心理状况	1紧张　2抑郁　3焦虑　4其他____			□/□/□
		遵医行为	1良好　2一般　3差			□
		职业暴露史	1无 2有（具体职业____，从业时间____年）			□
			接触毒物种类	1化学品____ 2毒物 3射线		□
			有无防护措施	1无　2有____		□
		居住环境	家中煤火取暖	1否　2是 已有____年		□
			家庭成员吸烟	1否　2是		□
			长期居住地	1城市　2农村		□

续表

内容		检 查 项 目			
现存健康问题	脑血管疾病	1 缺血性卒中　2 脑出血　3 蛛网膜下腔出血 4 短暂性脑缺血发作　　　5 其他_____			□/□/□/□/□
	肾脏疾病	1 糖尿病肾病　　2 肾衰竭　　3 急性肾炎 4 慢性肾炎　　5 其他_____			□/□/□/□/□
	心脏疾病	1 心肌梗死　2 心绞痛　3 冠状动脉血运重建 4 充血性心力衰竭　5 心前区疼痛　6 其他_____			□/□/□/□/□
	血管疾病	1 夹层动脉瘤　　2 动脉闭塞性疾病　　3 其他_____			□/□/□
	眼部疾病	1 视网膜出血或渗出　2 视乳头水肿　3 白内障　4 其他_____			□/□/□
	神经系统	1 无　2 有_____			□
	其他疾病	1 _____　　2 _____　　3 _____			
住院治疗情况	住院史	入/出院时间	原 因*	医疗机构名称	病案号
		/			
		/			
		/			
		/			
	家庭病床史	建/撤床时间	原 因*	医疗机构名称	病案号
		/			
		/			
		/			
		/			
用药情况	服药依从性：1 规律服药　　2 间断服药　　3 不服药				□
	药物 1		用法　每次（剂量）　　　　每天___次		
	药物 2		用法　每次（剂量）　　　　每天___次		
	药物 3		用法　每次（剂量）　　　　每天___次		
	药物 4		用法　每次（剂量）　　　　每天___次		
	药物 5：胰岛素		用法		
吸氧	平均每日_____小时				
非免疫规划预防接种史	流感疫苗	1 未接种	2 一次	3 二次	□
	肺炎球菌疫苗	1 从未接种	2 近五年内接种	3 五年前接种	□
	其他疫苗名称 1				
	其他疫苗名称 2				

＊如因慢性病急性发作或加重而住院/建家庭病床，请特别说明。
注：同《社区居民健康档案》表 3.1.2

姓名： 编号□□-□□□□□

表2.4 健康评价表

年检日期		责任医生	
内容	检查项目		
健康评价	居民自我评判健康状况	_____ 分（0~10分，0为最差，10为最好）	
	既往慢性疾病控制情况	1 无　2 良好　3 一般　4 差　　□	
	医生评判健康状况	处理（观察　随访　转诊）	
	生理状态：1 年检无异常 □ 2 有异常 异常1 _____ 异常2 _____ 异常3 _____ 异常4 _____		
	心理状态：1 良好 □ 2 可疑抑郁 3 抑郁		
	危险因素 1 无 2 吸烟 3 饮酒 4 肥胖 5 其他_____　□/□/□/□	健康教育处方 定期随访：　□ 1 无需　2 每两年　3 每年　4 每3个月 危险因素控制：　□/□/□/□/□ 1 戒烟　2 健康饮酒　3 饮食　4 锻炼 5 减体重（目标_____） 6 流感疫苗接种　　7 肺炎疫苗接种 8 其他_____	
	生活质量	评分_____	

注：同《社区居民健康档案》表3.1.3

姓名：　　　　　　　　　　　　编号□□－□□□□□

表2.5 妇女健康评价表

年检日期			责任医生	
评价	自我评价健康状况		医生评价健康状况	医生建议
生理状况	1 好　2 良好　□ 3 一般　4 差		1 年检无异常　□ 2 异常发现_____	1 观察 2 随访 3 转诊　□
心理状况	1 良好　□ 2 可疑抑郁 3 抑郁		1 良好　□ 2 可疑抑郁 3 抑郁	1 观察 2 随访 3 转诊　□
筛查危险因素	□/□/□/□/□/□/□/□/□ 1 性生活开始时间过早 2 多个性伴侣，或经常有不洁的性交 3 性伴侣的包皮过长 4 性伴侣患性传播疾病 5 多次生产或流产 6 患慢性宫颈炎或曾有HPV感染 7 有宫颈癌家族史 8 吸烟、吸毒者 9 初潮早于12岁，绝经晚于55岁，行经超过35年 10 大龄无婚姻或生育史 11 第一胎晚于35岁 12 未哺乳或哺乳时间短 13 有乳腺癌家族史 14 一侧乳房曾患乳腺癌或上皮增生活跃的乳腺囊性增生病 15 肥胖或伴有甲状腺功能低下、免疫功能低下 16 长期多次或一次大剂量X线照射史 17 长期口服雌激素或避孕药 18 工作压力大、长期精神压抑或剧烈精神刺激 19 不健康饮食习惯 20 服抗生素和糖皮质激素类药物 21 糖尿病患者 22 经常阴道冲洗 23 离异或丧偶 24 子女问题 25 工作环境的改变 26 社会经济地位改变 27 失去亲人 28 较严重的神经过敏症和神经质人格特征 29 其他			健康教育处方 随访：　　　□ 1　每两周 2　每半年 3　每年 月经期生理卫生指导： _____ _____ 节育措施指导： _____ 乳房保健指导： _____ 生活方式指导： 饮食_____ 锻炼_____ 其他_____
总评	1 健康状况良好 2 有高危因素　　3 处于疾病状态　　□			其他建议
管理效果				
下次年检日期	年	月	医生签名	

注：同《社区居民健康档案》表3.2.1.2

姓名：　　　　　　　　　　　　　　编号□□-□□□□□

表2.6　现有疾病管理效果及下次年检目标表

年检日期		责任医生	
内　容	检　查　项　目		
现有疾病管理效果	高血压 □　1控制满意　2控制不满意　3药物不良反应　4并存临床症状		
	糖尿病 □　1控制满意　2控制不满意　3药物不良反应　4并存临床症状		
	COPD □　1控制满意　2控制不满意　3药物不良反应　4并存临床症状		
	脑卒中 □　1控制满意　2控制不满意　3药物不良反应　4并存临床症状		
	不良生活方式改善情况	运动＿＿＿＿＿＿＿＿＿＿＿＿＿＿＿＿＿＿＿＿＿＿＿＿＿ 吸烟＿＿＿＿＿＿＿＿＿＿＿＿＿＿＿＿＿＿＿＿＿＿＿＿＿ 饮酒＿＿＿＿＿＿＿＿＿＿＿＿＿＿＿＿＿＿＿＿＿＿＿＿＿ 摄盐＿＿＿＿＿＿＿＿＿＿＿＿＿＿＿＿＿＿＿＿＿＿＿＿＿ 饮食＿＿＿＿＿＿＿＿＿＿＿＿＿＿＿＿＿＿＿＿＿＿＿＿＿ 心理状态＿＿＿＿＿＿＿＿＿＿＿＿＿＿＿＿＿＿＿＿＿＿＿		
	其　他		
下次年检目标	高血压	血压：　　　　/　　　　mmHg	
	糖尿病	空腹血糖：　　　　　mmol/L (或) 餐后血糖：　　　　mmol/L	
	不良生活方式改善目标	运动＿＿＿＿＿＿＿＿＿＿＿＿＿＿＿＿＿＿＿＿＿＿＿＿＿ 吸烟＿＿＿＿＿＿＿＿＿＿＿＿＿＿＿＿＿＿＿＿＿＿＿＿＿ 饮酒＿＿＿＿＿＿＿＿＿＿＿＿＿＿＿＿＿＿＿＿＿＿＿＿＿ 摄盐＿＿＿＿＿＿＿＿＿＿＿＿＿＿＿＿＿＿＿＿＿＿＿＿＿ 饮食＿＿＿＿＿＿＿＿＿＿＿＿＿＿＿＿＿＿＿＿＿＿＿＿＿ 心理状态＿＿＿＿＿＿＿＿＿＿＿＿＿＿＿＿＿＿＿＿＿＿＿		
	其　他		
下次年检日期		医生签名	

注：同《社区居民健康档案》表3.1.4

填表说明

本表共分为 6 个分表，年检项目应参照表格内容进行，检查结果应如实填写，未进行的检查项目不填写。检查出现异常结果，应在相应项目后填写相关说明。需特别说明的内容：

表 2.1 健康检查表

1. 症状：项目可以多选，在方框内填写相应症状编号的数字，如有其他症状，请在"其他"一栏中具体描述。

2. 一般状况：填写体温、脉搏、呼吸、血压、身高、体重、腰围的测量数值，计算体质指数（BMI）的数值。

老年人认知功能粗筛方法：告诉被检查者"我将要说三件物品的名称（如铅笔、卡车、书）。请您立刻重复，过 1 分钟后再次重复。"如患者无法立即重复或 1 分钟后无法完整回忆三件物品名称为粗筛阳性，需进一步行简易智力状态检查（详见《社区中老年人健康管理》附件中表 4）。

老年人情感状态粗筛方法：询问被检查者"你经常感到伤心或抑郁吗？"或"你的情绪怎么样？"如回答"是"或"我想不是十分好"，为粗筛阳性，需进一步行抑郁量表检查（详见《社区中老年人健康管理》附件中表 5）。

生活质量：SF36 评分详见《社区中老年人健康管理》附件中的表 2 附件及相应软件。

3. 脏器功能：

视力填写具体数值。

听力检查：在被检查者耳旁轻声耳语"你叫什么姓名？"注意检查者的脸在被检查者视线之外。判断被检查者听力状况。

运动功能检查：请被检查者完成以下动作："两手触头后部"；"捡起这支笔"；"从椅子上站起，行走几步，转身，坐下。"判断被检查者运动功能。

4. 查体：在相应描述后的方框内填写相应的被选项序号。如有异常请在横线上具体说明，如其他淋巴结部位、个数；心脏杂音描述；肝脾肋下触诊大小等。

5. 一般人群检查：检查（包括在本社区卫生服务机构外做的）结果在相应栏内填写。

尿常规中的"尿蛋白、尿糖、尿酮体、尿潜血"阴性填"—"，阳性填"＋"。如果血常规、尿常规中的其他结果阳性，请填入"其他"一栏中。

心电图填写诊断结果。

表中列出的检查项目以外的实验室检查结果填写在"其他"一栏。

6. 特殊人群检查：

COPD患者生活质量的SGRQ评分具体见《社区慢性阻塞性肺疾病病例管理》规范及相应软件。

表2.2 妇女健康检查表

1. 月经史：已来月经女性填写。初潮年龄填写女性第1次月经的年龄；月经周期填写两次月经第1天的间隔时间。手术绝经指手术切除双侧卵巢。绝经后阴道出血包括性生活时的接触性出血。白带情况填写白带量、性状、有无异味等，如无特殊填正常。

2. 生育史：已生育女性填写。如有妊娠高血压，填写妊娠阶段最高血压及有无妊娠高血压的其他并发症如先兆子痫、子痫、胎盘早剥等。巨大儿指新生儿出生体重≥4000g。

3. 疾病史：如有乳腺癌、宫颈癌请填写确诊时间和治疗方法（手术、放疗、化疗、姑息治疗）。触血包括性生活时的接触性出血。

4. 如有乳腺癌家族史请说明具体人员及患病年龄。

5. 乳腺结节指自己、医生或辅助检查（乳腺X线、B超等）发现的结节。

6. 辅助检查：指在社区做过的检查，宫颈刮片和乳腺钼靶拍片需组织去上级医院检查。宫颈刮片连续 3 年普查阴性，则改为 2 年普查 1 次，期间宫颈刮片项目填写时注明前次检查时间和结果即可。乳房检查注明检查方法（可包括 B 超、乳房 X 线等）、结果和检查时间；"其他"指近期在上级医院做过的有提示意义的检查，注明检查地点、检查结果和时间。

7. Kupperman 评分、抑郁评分和焦虑评分以各个自评量表评分结果为依据。

8. 妇科用药情况：药名和用法均指目前使用的妇科用药和实际用法。

表 2.3 生活方式及疾病用药情况表

1. 体育锻炼：指主动锻炼，即有意识地为强身健体而进行的活动。不包括因工作或其他需要而必须进行的活动，如为上班骑自行车、做强体力工作等。

2. 饮食习惯：项目可以多选，在方框内填写相应选项的编号。

3. 吸烟史：从不吸烟者不必填写"开始吸烟时间"、"戒烟时间""吸烟量"等。

4. 饮酒史：调查时不饮酒者不必填写其他有关饮酒史项目。饮酒量应折合相当于白酒"×两"。白酒 1 两折合葡萄酒 4 两、黄酒半斤、啤酒 1 瓶、果酒 4 两。

5. 生活方式：

心理状况：可以多选。填写患者目前的心理状态，选择紧张、抑郁、焦虑、良好，如果有需要说明的情况，具体填写。

遵医行为是指患者是否遵照医生的指导去改善生活方式。在良好、一般、差中选择适合患者目前情况的一项。其含义为良好＝"完全按照医生建议"，一般＝"部分按照医生建议"，差＝"拒绝接受医生建议"。

职业暴露史指患者因职业原因造成的化学品、毒物或射线接触史。如有，需填写具体化学品、毒物、射线名或填不详。

居住环境：在相应描述后的方框内填写相应被选项的序号。

6. 现存健康问题：在相应描述后的方框内填写相应被选项的序号，可以多选。

7. 住院治疗情况：应逐项填写。时间填写年月，年必须写四位。如因慢性病急性发作或加重而住院/建家庭病床，请特别说明。医疗机构名称应写全称。

8. 用药情况：指目前服用药物，尽量填写化学名（通用名）而非商品名，用法按医生医嘱填写。

9. 非免疫规划预防接种史：在相应描述后的方框内填写被选项的序号。其他疫苗名称的填写应完整准确。

表2.4 健康评价表

1. 居民自我评判健康状况：让被检查者自我评判自己的健康状况并打分，0分为最差，10分为最好。

2. 生活质量：填写生活质量问卷（见《社区中老年人健康管理》表2附件）评分结果。

表2.5 妇女健康评价表

自我评价健康状况：根据社区妇女的自我感觉和实际情况填写。

表2.6 现有疾病管理效果及下次年检目标表

1. 现有疾病管理效果：

（1）现有疾病控制情况：参照相应适宜技术管理规范做出判断。如血压控制情况应根据不同情况做出选择：目前血压控制是否满意，是否存在药物不良反应以及在这一年中是否出现新的并发症或并发症出现异常。

（2）不良生活方式改善情况：是指患者在健康管理指导下目前生活方式的类型和状态。根据患者自身情况在各项生活方式后面的横线上填写。如"吸烟 从20支/天下降到15支/天"或"认识到吸烟有害健康，准备戒烟"等。

2. 下次年检目标：不良生活方式改善目标是指针对患者目前不良生活方式的改善目标。与患者一起制订下一年度生活方式改善目标，并在每次随访中记录生活方式的现状，与年度目标比较，以提示患者改变不良生活方式。如"吸烟减为10支/天"。

姓名：　　　　　　　　　　　　　编号□□-□□□□□

表3　妇女健康管理随访表

	随访时间	年　月　日	年　月　日	年　月　日
症状	外阴瘙痒			
	白带异常			
	触血			
	下腹不适			
	潮热出汗			
	情绪改变			
	腰背疼痛			
	月经不规律			
	失眠			
	乳房痛			
	乳腺肿块			
	乳腺异常泌乳			
	其他			
一般状况	体重（kg）			
	血压（mmHg）			
	其他			
生活方式	业余爱好			
	体育锻炼	／次/周　　分钟/次	／次/周　　分钟/次	／次/周　　分钟/次
	饮食习惯	1 合理　2 基本合理　3 不合理　□	1 合理　2 基本合理　3 不合理　□	1 合理　2 基本合理　3 不合理　□
	吸烟或/和饮酒情况	／支/天　／两/天	／支/天　／两/天	／支/天　／两/天
查体	乳腺			
	外阴			
	阴道			
	宫颈			
	子宫			
	附件			
	Kupperman评分			
	抑郁评分			
	焦虑评分			
辅助检查	阴道分泌物镜检			
	其他			
用药情况		药名　　用法	药名　　用法	药名　　用法
	药物1			
	药物2			
	其他药物			
转诊情况	原因			
	结局			
	随诊效果评价	1 满意　2 不满意□	1 满意　2 不满意□	1 满意　2 不满意□
	下次随访时间			
	随访医生签名			

注：同《社区居民健康档案》表 4.2

填写说明

本表适用于成年女性居民在社区随访时使用,由社区医生根据随访结果如实填写,未进行的项目不填写。需特别说明的项目:

1. 症状:填写相应症状出现时间或持续时间。
2. 抑郁评分:填写抑郁自评量表评分结果。
3. 吸烟:已戒烟者填写戒烟时间。
4. 饮酒:已戒酒者填写戒酒时间;未戒酒者填写每天的饮酒量相当于白酒"×两/天"。
5. 饮食:填写"合理"、"基本合理"或"不合理";"合理"指热量摄入合适,各种营养素搭配合理;"不合理"指热量和各种营养素都不合理。"基本合理"介于二者之间。

量表 1　改良式 Kupperman 自评量表

症状	基本分	程度评分			
		0	1	2	3
潮热出汗	4	无	<3 次/天	3~9 次/天	≥10 次/天
感觉异常	2	无	有时	经常有刺痛、麻木、耳鸣等	经常而且严重
失眠	2	无	有时	经常	经常而且严重，需服药
焦躁	2	无	有时	经常	经常不能自控
忧郁	1	无	有时	经常，能自控	失去生活信心
头晕	1	无	有时	经常，不影响生活	影响生活与工作
疲倦乏力	1	无	有时	经常	日常生活受限
肌肉和骨关节痛	1	无	有时	经常，不影响功能	功能障碍
头痛	1	无	有时	经常，能忍受	需服药
心悸	1	无	有时	经常，不影响工作	需治疗
皮肤蚁走感	1	无	有时	经常，能忍受	需治疗
性生活	2	正常	性欲低下	性生活困难	性欲丧失
泌尿系统感染	2	无	有时	>3/年，能自愈	>3/年，需服药

填写说明

1. 症状评分=基本分×程度评分。
2. 各项症状评分相加之和为总评分,总计分 0～63 分。
3. 结果分析:
   更年期综合征的病情程度评分标准:
   轻度:15～20 分;
   中度:21～35 分;
   重度:35 分以上。

量表2　抑郁自评量表（SDS）

项　目	无/偶尔	有时	经常	持续
1. 我感到情绪沮丧、郁闷	1	2	3	4
*2. 我感到早晨心情最好	4	3	2	1
3. 我要哭或想哭	1	2	3	4
4. 我夜间睡眠不好	1	2	3	4
*5. 我吃饭像平时一样多	4	3	2	1
*6. 我的性功能正常	4	3	2	1
7. 我感到体重减轻	1	2	3	4
8. 我为便秘烦恼	1	2	3	4
9. 我的心跳比平时快	1	2	3	4
10. 我无故感到疲劳	1	2	3	4
*11. 我的头脑像往常一样清楚	4	3	2	1
*12. 我做事情像平时一样不感到困难	4	3	2	1
13. 我坐卧不安，难保持平静	1	2	3	4
*14. 我对未来感到有希望	4	3	4	1
15. 我比平时更容易激怒	1	2	3	4
*16. 我觉得决定什么事都很容易	4	3	2	1
*17. 我感自己是有用的和不可缺少的人	4	3	2	1
*18. 我的生活很有意义	4	3	2	1
19. 假若我死了别人会过得更好	1	2	3	4
*20. 我仍旧喜爱自己平时喜爱的东西	4	3	2	1

填写说明

1. 每一条文字后有四级评分,根据最近一星期的实际情况,在分数栏 1~4 分适当的分数下划"√"。
2. "*"为反序计分项目。
3. 结果分析:

病情严重程度指数=(20 项评分累加分/80)×100%。

病情严重程度指数在 50% 以下无抑郁;

50%~59% 为轻度抑郁;

60%~70% 为中度抑郁;

70% 以上为重度抑郁。

量表3 焦虑自评量表（SAS）

项　目	无/偶尔	有时	经常	持续
1. 我觉得比平时容易紧张和着急（焦虑）	1	2	3	4
2. 我无缘无故地感到害怕（害怕）	1	2	3	4
3. 我容易心里烦乱或觉得惊恐（惊恐）	1	2	3	4
4. 我觉得我可能将要发疯（发疯感）	1	2	3	4
*5. 我觉得一切都很好，也不会发生什么不幸（不幸预感）	4	3	2	1
6. 我手脚发抖打战（手足颤抖）	1	2	3	4
7. 我因为头痛、颈痛和背痛而苦恼（躯体疼痛）	1	2	3	4
8. 我感觉容易衰弱和疲乏（乏力）	1	2	3	4
*9. 我觉得心平气和，并且容易安静坐着（静坐不能）	4	3	2	1
10. 我觉得心跳得快（心悸）	1	2	3	4
11. 我因为一阵阵头晕而苦恼（头昏）	1	2	3	4
12. 我有晕倒发作，或觉得要晕倒似的（晕厥感）	1	2	3	4
*13. 我呼气吸气都感到很容易（呼吸困难）	4	3	2	1
14. 我手脚麻木和刺痛（手足刺痛）	1	2	3	4
15. 我因胃痛和消化不良而苦恼（胃痛或消化不良）	1	2	3	4
16. 我常常要小便（尿意频数）	1	2	3	4
*17. 我的手常常是干燥温暖的（多汗）	4	3	2	1
18. 我脸红发热（面部潮红）	1	2	3	4
*19. 我容易入睡并且一夜睡得很好（睡眠障碍）	4	3	2	1
20. 我做噩梦（噩梦）	1	2	3	4

填写说明

1. 每一条文字后有四级评分,根据最近一星期的实际情况,在分数栏 1~4 分适当的分数下划"√"。
2. "*"为反序计分项目。
3. 结果分析:
病情严重程度指数=(20 项评分累加分/80)×100%。
病情严重程度指数在 50% 以下;
     50%~59% 为轻度焦虑;
     60%~70% 为中度焦虑;
     70% 以上为重度焦虑。

参考文献

[1] 曹泽毅. 中华妇产科学. 第 2 版. 北京：人民卫生出版社，2005.

[2] 乐杰. 妇产科学. 第 6 版. 北京：人民卫生出版社，2004.

[3] 黄醒华，王临红. 实用妇女保健学. 北京：中国协和医科大学出版社，2006.

[4] 汪向东. 心理卫生评定量表手册. 北京：中国心理卫生杂志社，1999.

[5] 中国抗癌协会乳腺癌专业委员会. 中国抗癌协会乳腺癌诊治指南与规范（2007 版）. 中国癌症杂志，2007，17（5）：410-428.

[6] American Cancer Society. Cervical Cancer [DB/CD]. http://search.cancer.org, revised：August 03，2006.

[7] Kimberly A，Workowski MD，Stuart M. Sexually Transmitted Diseases Treatment Guidelines，2006. MMWR，2006，55 (RR11), 1-94.